健康新思维

以人为本、治疗人心的功能医学

你还在看西医吗？

美国功能医学暨抗衰老医学专科医师 梁锦华 著

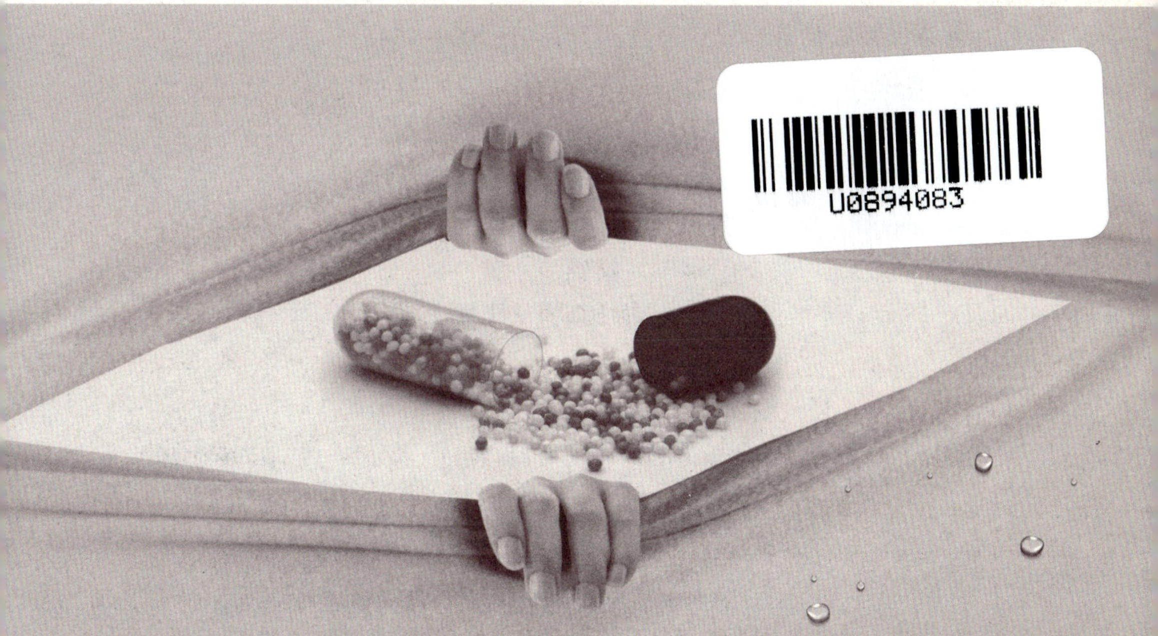

北京航空航天大学出版社

图书在版编目(CIP)数据

你还在看西医吗 / 梁锦华著. —北京：北京航空航天大学出版社，2009.11

ISBN 978-7-81124-898-2

Ⅰ.你… Ⅱ.梁… Ⅲ.保健-基本知识 Ⅳ.R161

中国版本图书馆 CIP 数据核字(2009)第 154622 号

你还在看西医吗

梁锦华 著

责任编辑 王娜

*

北京航空航天大学出版社出版发行

北京市海淀区学院路 37 号（100191） 发行部电话：010-82317024 传真：010-82328026

http: // www.buaapress.com.cn E-mail: bhpress@263.net

涿州市新华印刷有限公司印装 各地书店经销

*

开本：690×960 1/16 印张：11.5 字数：124 千字

2009 年 11 月第 1 版 2009 年 11 月 第 1 次印刷

ISBN 978-7-81124-898-2 定价：22.00 元

目录
Contents

感 谢

本书得以面世，实在令我百感交集，心中充满着许多“感激”和“感恩”。

多年来，一直希望能把所知的新医学思维写成一本著作，几经波折，如今终于实现。在此，先要感谢多年来给予认同及支持的客户，没有他们就无法印证新的医学理念及模式，也因为他们的鞭策与鼓舞，才推动了本书的构思和落实。

本书代表的是“新一代”医疗观念。如果我之前没有经历过 20 载的主流医学，那么现今就无法体会到新观念的价值和需要。饮水思源，在此对过去医界师长深表感谢，特别是前“台北市卫生局陈宝辉局长”、台北医学大学刘正典教授、敏盛医疗体系杨敏盛总裁等前辈。当然更要感谢的是使我改变思维、走出传统，引领我进入这个尖端领域的医界先驱，包括哈佛医学院的 Dr. Benson、美国功能医学研究院的 Dr. Bland、加拿大的 Hoffer 教授，以及亚利桑那大学的 Dr. Weil 等大师，没有他们的启发，也不会有这本书。

此外尤其要感谢多年来一直协助我的蒋佳雯小姐、不断以精神及行动支持我的高淑涓小姐，及曾在“功能医学”工作上帮忙许多的殷书信小姐。

最后，要特别对辛劳多年的父母，致上无限的健康祝福，同时亦对内人表达真挚的感激，衷心感谢她在背后默默地支持和鼓励，让我能不断学习、追求新知而无后顾之忧。

多年来她过着朴实的生活，并甘之如饴，我从来没有送她任何物质方面的礼物，在此，谨以此书送给她作为我们的银婚纪念。还有，更要感恩的是上苍赐予我的三位可爱大帅哥，我从他们身上看到了当代年轻人的e化成长，虽然他们在成长期间屡出状况，幸好总能化险为夷，每次都带给我无限惊讶与启示，也激发我进一步探索“病态人生”问题，深究“主流医学”的迷思并思考“生命的真谛”！

读者注意

本书之内容、观念与建议，均来自作者个人多年来的学识、经验及研究，所有资料都是基于写作时的最新医学知识及参考文献。不过，由于医学发展日新月异，且有许多动态参数，因此对于个别状况，请务必咨询您的医生再作处理，作者与出版商无法也不能作任何医疗承诺。

自　序　三个“为什么”，让我投入医学另一端

写这本书的动机基于以下三个“为什么”：

为什么现行医疗模式越来越偏离人性、关怀及疗愈（healing）的优良医学传统，而成为处处充满疑惑、限制及陷阱的“制式”产业？

为什么众多社会现象及医学资料早已显示这是一个“病态年代”，“制造的疾病”何其多，但大多数民众却浑然不知、任由摆布？

为什么主流医疗一直把“治疗疾病”当作健康的源泉，只引导医生如何治病，却不去了解健康从何而来？

在我刚开始的行医生涯，与所有主流医生一样，经过完整严苛的医学院学习及实习，考取医师执照，然后再接受严格的专科及次专科训练，除内科专科外，也钻研肝胆肠胃科。成为专科医生后，担任医院的主治医师，并在诊疗工作之余，进入医学院兼任教学工作，同时负责一些临床研究，在我行医生涯前段的20年，完全按照主流医界的执业方式，期间除从事医疗服务、学术教育，亦曾肩负医务管理工作，我一度以为这就是医界人士追求的至高境界。

在这漫长20载行医岁月的前段，除了定时与患者在诊疗室互动外，还不时遇到病患的各种疑难、痛苦、死别，也

逐渐体会到现行医疗方法，大多数只是消极的药物或手术治疗。我们的贡献，只在于短暂解除症状、控制病情或急救抢回生命（不管后续如何）。

但重要的是，这种传统“以病计量”的方式，并无“个人化”的考量，亦缺“全人”观念，医病关系除了受到保险法规左右外，往往只是建立在一堆检查数据或影像构造上，患病的不是某某“人”，而是被看成一个“个案”(case)、一个“统计数字”(某一种疾病)、一个“病号”(慢性病人只是老病号)。机械化之余，更带着多少“冰冷”的态度！尤有甚者，巨无霸式的医学中心，巍峨建筑物及高科技的设备，标榜的是最新治疗成就，强调的是文献发表的数量，关注的是专科类别数目和病人就诊量；但最重要的人与人之间的“人性关怀互动”却付之阙如！自古以来，行医者的使命是“疗愈”，但在当代却变成一种失落的艺术！

即使身为医务界一员，面对亲人的病痛，也只能依循传统方式，先是自我努力一番，再遍访其他专科同仁，完全按照标准作业程序处理。患了中耳炎、气喘等毛病，通通依教科书指引处置，但最终还是免不了手术的介入及随身携带各种药物，以防万一。明知这是被动、消极的方式，却无可奈何！

随着时空转移、环境变迁，符合“健康”标准的生活品质，早已荡然无存。看到越来越多的人备受各种功能性、退化性、衰老性毛病的折磨，但主流医疗逻辑却一直停留在末端的治疗层面，对早期的“功能失调”几乎不作深入探讨，直至器官产生变化。同时更鲜少针对饮食营养、环境生活及心灵层面作出建议。大多数处理就只是表面的症状控制、定期回诊，长期服药成为唯一选择，无暇落实预防，更谈不上增进健康！

20世纪90年代后期，难得机缘顿悟，于是放下多年的执业方式，赴美、加积极研习各种“预防医学”模式，包括营养医学、功能医学、自然医学、植物医学及行为医学等。在这个过程中，追随并接触不少极具前瞻眼光的医学界翘楚，使我得以观念一新、思维扭转，更改变我对“主流医学”的执著，这些医学界奇葩包括哈佛医学院“行为医学”Herbert Benson教授、自然医学泰斗前Bastyr大学院长Dr. Joseph Pizzorno、创立“生物性精神医学”的Abraham Hoffer教授、倡导“功能医学”一词并成立美国功能医学研究院（The Institute for Functional Medicine, IFM）的Jeffrey Bland教授，及“整合医学”先驱Dr. Andrew Weil等大师。

从此之后，我开始修正行医方式，从预防角度切入，以全人观点考量，并特别关注患者营养状况、身心背景及酝酿病变之“功能性”变化等。多年下来，随着经验的累积，愈发了解“健康与疾病”是在同一钟摆上，唯有主动、积极地增加健康储备，才会减少罹患疾病的机会。随缘制宜，转眼间做如此改变已有七八年了！

吾爱吾师，但吾更爱真理，“做对的事”是驱动本书完成的主因。发明小儿麻痹疫苗的沙克（Jonas Salk）曾说：“现在该是由‘适者生存’转变为‘智者生存’的年代！”在这个资讯爆炸、真伪难辨的新世纪，的确要有一份“智者不惑”的能耐，才能安然活在当代。经过四分之一世纪的身体力行，深深认识到未来医学的方向应该是：

1. 任何医疗行为，务必首要无害。

2. 矫正导致疾病的潜在因素，力求预防优先。

3. 改善疾病症状之余，更要补强器官功能。

4. 促进病人愈后（例如重病、手术后）良好及提升生命品质。

5. 增加健康储备（例如适当的补充营养品）以备不时之需。

虽然这是一本让普通大众参阅的书籍，但内容颇与民众目前认知的“医疗观念”大相径庭，也许读者一时之间难以接受。不过，这是作者本着追求知识及真相的好奇心写成，并无意片面否定“西医”的价值（特别是“急症”方面的贡献），更不是要读者从此远离“主流”。相反的，只是希望借由揭露“主流医学”黯淡的一面，提供给广大民众一个“医疗反思”及选择方向。

事实上，科学方法是基于“测验假设”，亦即从观察及经验而来的知识原本是一种“假设”，根据这个假设，以实验方式测试，再依得到的结果，对先前假设做修正或重新厘定。生命无常，是因为大自然本身充满不确定性，20世纪最伟大的智慧辩论，莫过于原子物理学家尼尔斯·波耳与创立相对论的爱因斯坦两位诺贝尔奖得主的辩论。爱因斯坦的名言“上帝不会掷骰子”，最终被波耳以“大自然本身就是充满或然率（各种可能）”的论点说服。

由于生物及医学本身就是自然界一分子，因此医学的底线其实就是“可能性”，亦即只能以当代最佳的医学知识作判断。依照本书的建议，尽管无法百分之百保证一定可以避免疾病，但肯定可以降低患病的风险及争取延年益寿。毕竟，“科学”只是一种与“未知”角力的“艺术”；“医学”也就是结合“艺术”的“科学”！

作为一位深受主流医界培养多年及成长的医生，深刻体会到现行医疗环境的限制与瓶颈，也领会部分医学界同仁的无奈心境，但环顾这病态年代，更为许多大众的无助而感如鲠在喉！个人能有机遇跳出传统思维，转而从事更积极的医学另一端，我愿意分享见证到的其他医学领域，让无缘接触这方面资讯的民众一窥究竟，并了解一些“健康迷思”。要知道，“疾病的开始，可不是在被发现的时候！”

在此，期盼本书能带领读者重新思考人生最宝贵的资产——健康！

前　言　主流医学学不到的疾病预防方法

多年以来，主流医学把医疗照护的重点放在疾病治疗上，只是，对大众而言，难道健康就只能这样听天由命，待大“病”临头才付诸行动？事实上，“医学典范”正默默在全球进行一场宁静的变革。

“无病”不等于“健康”

踏入新世纪，正当人人期待开拓新纪元，寻找新机会之际，众多迹象却显示一个前所未有的“病态年代”正要拉开序幕，让许多人不知不觉陷入“病态人生”之中。从人口因素、生态环境、产业变化、化学污染、饮食营养、社会文化等方面观察，危害人类健康的状况擢发难数。遗憾的是，现行的主流医疗逻辑，却无法应付滚滚而来的各种复杂疾病的挑战，“主流医学”在“健康照护”上暴露了许多“陷阱”与“迷思”，而真正得以预防疾病、促进健康的贡献却是付之阙如、乏善可陈。进一步而言，对每个人最具影响的，莫过于新一代“疾病形态”的出现和反传统“健康思维”的趋势，这两种现象，特别是有关健康的观念，都应该得到我们的深入了解和严肃正视，才能安然活在新时代。如果我们还停留在“无病就是健康”的心态，漠视真正预防之道的话，人若赚得全世界，却赔上自己的生命，有什么用处？人还能拿什么换自己的生命？

未来将会面临许许多多残酷无情的后果。

我们可以先来看看以下资料：

在美国，2001 年高达 14%的国民生产总值（GDP）是花在医疗费用上，位居世界前茅，到 2004 年这个数字上升至 16%，比 2003 年又增加了 7.9%，达 19000 亿美元，是美国国防预算的 4.3 倍，预估到 2011 年更将攀升至 19%。

但具有讽刺意义的是，世界卫生组织（WHO）在 2000 年的年度健康状况报告中，全球 191 个国家排行榜上，美国却名列 72，远远落后于第一名的日本与许多欧洲国家，甚至低于伊朗（58 名），而与伊拉克（75 名）相近。

从另一个角度来看，哈佛大学在 2005 年的研究报告中显示，全美个人的破产案件中，一半是因为医疗费用负担所导致，而另一项调查更发现，每半分钟便有一人因为罹患严重疾病而宣告破产！

前述这些看似荒谬但骇人的数字，竟然是发生在号称全球第一大国，亦是集世界政治、经济、科学、技术影响力于一身的超级强国身上！这些数字所反映的事实，又岂是一向以美国为马首是瞻的地区或国家民众可以毫不关心、隔岸观火的？何况其隐藏的含义还仅只是冰山一角，因为全球的游戏规则、发展方向（包括医疗保健），早已转向唯“政治经济”是从，这种关系千丝万缕、纠缠不清，其他元素（包括您的健康）只是沦为陪衬而已。

“医学典范”的转移

多年以来，由于主流医学的焦点与目光一直把医疗照护的重点放在投资庞大、回报低微的“后段”——疾病治疗上，而花在真正的“前段”——预防工作的，只有九牛一毛，因此上述情形其实不足为奇。只是对大众而言，健康难道就只能这样听天由命，待大“病”临头才付诸行动？显然以上的研究极具警世作用，正因为如此，我们更应该关心另一种新的健康思维，学习在主流医学中所学不到的预防疾病方法。事实上，“医学典范”正默默在全球进行一场宁静的变革，产生的效应将对“健康观念”影响深远。

处于物质丰富、欲望横流的21世纪，大部分人其实已迷失方向，很难去思考生命的意义。在社会上层者，无论是政商巨贾还是企业大亨，大多只求运用所有智商（IQ）、情商（EQ）去寻找“成功”，穷一生去追逐“拥有”，包括权力、名位、财富。而位居中下阶层者，则因终日要为生活奔劳，根本无暇兼顾新的思维观念，广告媒体通常就成为他们主要的信息甚至知识来源。殊不知无论是追寻物欲、功名的人们，还是过着一成不变平凡生活的人们，往往就是因为忽略了真正预防疾病的重要性，丢掉了最宝贵的“健康智商”（HQ）这一环，而饮恨、追悔莫及。

常言道：“凡事应顺势而为，不该逆理而动。”就健康而言，这个观念早在古中国黄帝内经中即有云：“上古之人，其知道者，法于阴阳，和于术数，食饮有节，起居有常，不妄作劳，故能形与神俱而尽终其天年，度百岁乃去。”用简单的现代语言来解释，意思是说：“健康之道，最重要的在于平衡饮食、环境及生活形态，再加上性灵的修养。”这说来简单，但如何掌握配合又付诸实践，就不是简单的三言两语，光说不练便能完成的。然而，主流医学对这些浅显的道理，却几乎是视而不见或只给予口头重视而已！

看看这年代的社会特征：医院、诊所、药房、中医、西医到处林立;健身中心、减压中心、美容中心蔚为都市奇景;各种养生方法、民俗疗法、减肥瘦身、保健品充斥社会每个角落。毫无疑问，大众在重视“外表文化”之余，更在意寻觅已经失落的健康，希望找回健康的生命力。

没错，主流医学随着医学知识的飞跃，生物科技的发展，许多梦寐以求的高难度治疗陆续成真，器官可以移植、断肢可以接续、血管可以打通、面孔可以整型，甚至复制胚胎、人造婴儿、冷冻细胞，各种神乎其技的“生物科技”技术琳琅满目，真是人类医学史上的空前成就，令人叹为观止。可是得意之余，回望现代人的健康，却发现除了一些古老传染病因公共卫生改善而减少外，各种功能性、退化性、衰老性毛病反而扰人无数，各类癌症发生率扶摇直上，新兴传染病变得举世瞩目，精神病、忧郁症、自杀个案频频见报，药物成为很多人的终身伴侣更是司空见惯、习以为常。显然我们的生命已变是“活”得太短、“死”得太长了！

纵使如此，当大众频频诟病医疗服务不佳、病患照顾不周、医患关系不良时，却很少有人去思考：

为什么医学如此进步，当代人的健康却如此不济？人类的寿命不是延长了吗，怎么健康并没有同步？延年益寿为什么往往变成延年“残”寿？

作为医疗门外汉的现代人，该如何擦亮眼睛，学会认识这种矛盾状况，实在是刻不容缓的生存课题！

创造健康新思维

爱因斯坦曾经说：“人们所制造的问题无法用制造问题时的思维来解决，因此必须用‘新’的眼光来面对！”阅读本书就是踏出可行之道的第一步，而本书将使您从另一个尖端的崭新的医学角度，重新去认识疾病，同时也提供给您一个创造健康的新思维来面对“病态人生”！

本书之目的是希望：

1. 唤醒新一代的健康思维，改变普通百姓偏差的健康观念。

2. 为读者提供生活在“病态年代”中必须了解的新生存课题。

3. 分享一套无法从主流医学得到的“预防疾病”的方法。

Part 1

医疗迷思

——你还在看所谓的主流医学吗

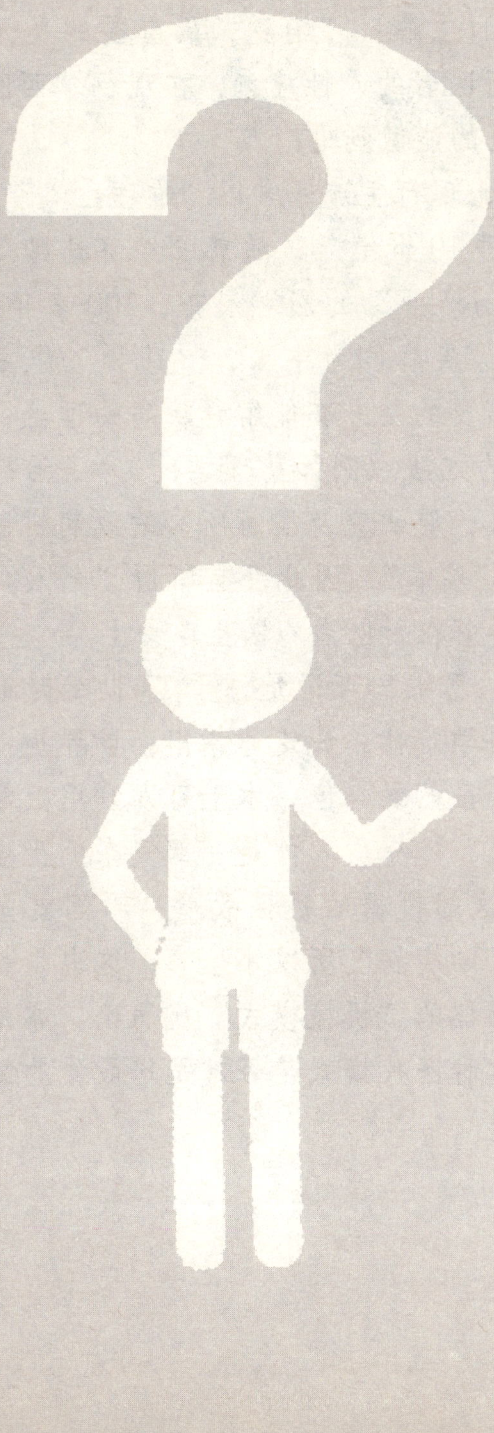

当我告诉您真相时，请不要对我生气。

——苏格拉底

2500年前，西方医学之父希波克拉底对“医疗之道”下了这样一个金科玉律的注解：“毕竟，最重要的是无害!”但是，这种自古以来行医者的人性疗愈，在现行“西医”领导下的主流医学中，真的能做到吗?

自18世纪中叶起，现行主流医学以“唯理主义”领航，只相信所看到的。踏进19世纪后，随着“经济挂帅”的巨大浪潮，紧跟着“制药产业”的澎湃浪花，100多年以来，医疗的典范在于“以‘疾病’为中心，‘药物’作主导”，任何身体上的问题，需要的是一套能解释疾病的理论（例如病理学）及可供治疗的方法（例如药理学）。为了治疗罹患同一种“疾病”的病人，要研究及了解所有的致病机制。由于认定治疗的对象是“疾病”，因此没有所谓“个人化”考量，而治疗责任亦只是落在行医者（医生）身上。

这种“疾病中心”思维，可说是源于17世纪时最具普世价值的“牛顿式”科学定律，此定律指出：世界是一个庞大的“机械式”系统，虽然复杂但基本上可以利用数学方法测量之。应用在医学上，就变成人体是一部复杂的生理/生化机器，“生病”是这部机器的机械故障，原因就是“疾病”引起，亦即人得了“疾病”所以才生病，这也是长久以来，被医学奉为不可动摇的“机械模式”疾病论，亦是目前的当代医学圭臬，但这种医疗模式是否就是您最佳的健康守护神呢?

第一章　主流医学是现代最佳健康守护神吗

到底是谁守护您的健康？政府？健康保险？医疗机构？医生？药剂师？还是您自己？现代“主流医学”以如何“消灭疾病”，而非“建立健康”为主要任务，而大部分人的医疗观念，也就长久地被引导停留在狭窄的“无病即健康”的范畴。

现行的主流医学几乎与“药物”画上等号，没有药物就不是医疗，即使是手术、化疗、电疗亦离不开药物，也难怪有“医药”一词的出现。绝大部分民众早就被教育成功，认为人会生病是因为罹患“疾病”之故，例如得了感冒、忧郁症、高血压、高血脂、糖尿病等等，而唯一解决方法就是使用药物来消除或控制“疾病”，才会得到健康，若罹患一种以上的“疾病”时，则再增加第二、第三甚至第四、五、六、七……种药物等。在诊疗中，如果医生只是解释病情，或给予其他建议而没有开具半颗药物的话，十之八九病人都会投以异样眼光，半信半疑地再另找“高明”。

至于健康的定义，则是“只要没有生病”就是了。简单说，主流医学所关心的只是“疾病”，所应用的只是“药物”，所达成的只是症状改善，在某种程度上，这只是一种“人体修理”业！而在大众观念之中，“生病”就是弱者、受害者，而疾病就是恶魔，不然何来“病魔”一词？于是大部分民众“患病”时亦是祈望有特效之灵丹妙药，最好能立竿见影、一服见效，不让病魔缠身，医生也就俨然化身为懂得斩妖除魔的现代天师。

这种属于消极、被动，但诉诸急速生效的治疗模式行之有年，早已是现代主流医学的“典范”、不可动摇的“教条”。但事实上，这种模式是否就是最佳及唯一的健康保障呢？

医疗反成为健康杀手

让我们来看一些研究报告，2000 年约翰霍普金斯公共卫生学院的 Dr. Starfield 在《美国医学会期刊》发表了一篇极具震撼，但令人不安的研究报告，名为《美国医疗真的是全球最好的吗》，文章显示对全美医疗院所做的年度统计：

- 12000 件不适当手术
- 7000 件院内药物错误
- 20000 件其他院内错误作业
- 80000 件院内感染
- 106000 件非错误用药但发生不良反应

所有事件的后果，总共造成高达 20 余万件的“医源性”死亡病例[①]！如果把这个计算到十大死亡原因的话，则排名仅次于心脏病与癌症而高居第三，换句话说，本来是要帮助找回健康的医学治疗，竟然成为第三大杀手！对许多人而言，

① 医源性疾病：指经由医生的行为（不一定是医疗错误），例如处方用药、手术或医疗行为而导致的疾病。

制药业为了达成行销某种药物的目的，常刻意通过学术界放大疾病的范围。

简直是匪夷所思吧！事实上，此统计还没有包括非住院病人及只产生伤残而无死亡的个案。主流医学的“潘多拉宝盒”被打开了，这是发生在全世界医疗支出最高的国家，现代主流医学的“鼻祖”身上！这份报告有如当头棒喝，更是暮鼓晨钟，但文章发表的当时，闻名世界的《路透社》却遗漏了这段“新闻”！

同年（2000年）《新英格兰医学期刊》主编 Dr. Angell 以《主流医学是否待售中》为题，揭示时下种种主流医学的问题，亦震惊医学界，其中直陈当代“科学研究商业化”的严重情况，直接冲撞了一向引以为自豪的医学学术界，更是发人深省。她还特别呼吁，应用最严格的标准来审视研究者与药界的关系，排除相关的文献刊登，文章强调在目前产业界与学术界之界线越来越模糊的情况下，“利益冲突”所导致的“有目的性”研究会不断发生，产业界的商业“宗旨”会大大影响医学教育的“使命”。最终，“学术”与“产业界”的关系恐怕只是沦为“浮士德交易”(与魔鬼的交易）而已！但在文章发表后第二个月，她就因不明原因离职了。而在她离开两年后，新任的主编宣布，期刊将会重新接受与药界有关的文章，理由是“太难找到无关的”！

2002年《英国医学期刊》也出现一篇颇具争议，但非常值得省思的文章，名为《贩卖疾病：制药业与疾病贩售》，文中指出，制药业为了达成行销某种药物的目的，常刻意通过学术界放大疾病的范围，最典型的莫过于像秃头、更年期等常见生理现象，通通变成需要服药治疗的疾病。从某种意义上说，这其实就等同于江湖术士对路人说：“老兄，您有血光之灾”。更进一步，当许多症状都被塑造成严重疾病而急于服药时，一方面可能错过了靠简单生活或饮食调整即可改善的机会，另一方面则可能由于把“症状”混淆成“疾病”，而忽略了潜在的深层问题，例如荷尔蒙代谢不良、隐藏性压力、骨质流失、心血管毛病等。

事实上，2004年另一个极具权威的医学期刊《刺胳针》的主编Dr. Horton在英国下议院的健康委员会中也指出，医学期刊与药界的关系是介于“共生”与“寄生”之间，这真是一语道破，因为通过权威的医学杂志来推广某一种药物，可以说更具说服力！与此同时，Dr. Angell在《纽约时报》专栏上又发表了另一篇文章，名为《药厂的真相》，文章更直接严厉地批判制药产业。她用各种数据分析，显示在近20余年间（1980年后），制药业几乎已经把经营目标完全放在牟利、股东优先上，采取的策略包括通过不同媒体的行销推广、举办各种研讨会“教育”医疗界，把药品包装成商品等等，同时运用大笔经费游说政府，以取得垄断的权力，至于真正研发的新药几乎是凤毛麟角。事实上，年销售金额高达2000亿美元的药品，仅花在向医生行销推广方面的费用就占150亿，远远超过研发新药的费用！

前述情形，是否只是美国专利呢？如果您是这样想的话，那么来看看2002年《健康事务杂志》的一份研究报告：针对全球五大以美式医疗为主的国家，调查新近患病的成人，结果发现他们在生病前两年，曾遭遇医疗或用药错误的比例竟然高达18%~28%，其中英国18%、澳洲与新西兰23%、加拿大25%，而美国更高居榜首达28%！试想同样是采美式“规格”的医疗地区（例如台湾地区），我们能与众不同、置身事外吗？很明显的，这可是全球现象啊！

“医疗—医药产业”的复合巨兽

其实以上种种状况是有脉络可寻的。早在1980年代，《NEJM》主编Dr. Relman就已经提出警语，要医学界重视一种前所未有的巨大产业出现，以企业手法提供医疗服务。他指出这种“新医疗—医药产业复合体”与1961年艾森豪威尔总统卸任演说中警告的“军事—军工产业复合体”①的出现，可以说如出一辙，但“目的”都是赚取庞大利润。更重要的是，这个产业对政界而言具举足轻重的地位，换言之，这是一个非常复杂的“政治经济利益”下诞生的“复合巨兽”！

2003年，执全美科学地位牛耳的美国高级科学学院（AAAS）主席，亦是地位崇高的《科学期刊》前主编Dr. Bloom，终于也对美国医疗制度及体系作出了“充满病态、濒临崩溃”的警告。其中，他特别指出老年人的可用药物已突破了一万种，并且因经常要看互不认识的各科医生，服用多种药物而产生了各种各样的后遗症。其实以上种种转变，影响最深远的，莫过于把原属“人性关怀”的医疗服务，变

① 军事—军工产业复合体：1961年美国艾森豪威尔总统卸任演说时，提出了这个名词，意指一种军队、军火商与政客利益纠缠共生而产生的关系；军队依赖军火商提供武器，而国防产业则由政府预算资助。

> 健康包括有形的身体、无形的心灵、精神的信仰及社会、家庭、文化等各个“方面”，此即所谓“全人观”。

成了追求“科技效率”的制式产业！居主流医学领导地位的美国尚且如此，作为其他地区或国家的一般民众，也许更该严肃地深思：“到底是谁守护您的健康？政府？健康保险？医疗机构？医生？药剂师？还是您自己？”

实际上，健康绝对不是依靠药物而来，健康是人生中一个动态的过程，是需要“用心”播种、灌溉、经营的。健康包括有形的身体、无形的心灵、精神的信仰及社会、家庭、文化等各个“方面”，此即所谓“全人观”，所有这些元素都是环环相扣，互为因果。虽然医学领域博大精深、浩瀚如海，存在的历史也十分悠久，但风云际会，现代“主流医学”适逢近百年来人类生活方式转型，随着蓬勃的工商业发展诞生，结果能够以源源不绝的庞大资金堆砌，最后发展成为最具权威及影响力的当代医疗模式。

遗憾的是，这个模式一方面把身体与其他方面切割分开，只关注有形的身体一环，另一方面又过度发展各种专科，把人体的健康问题切割得支离破碎。此外由于方向不是真正关心“健康”，而是变相独厚“疾病”，故重心并不在于“健康照护”，而是醉心“疾病治疗”，因此整个医疗架构，便以如何“消灭疾病”，而非“建立健康”为主，而大部分人的医疗观念，也就长久被引导停留在狭窄的“无病即健康”的范畴。

治疗“疾病”还是治疗“人”

主流医学的主要宗旨就是“找出病因、病理及治疗手

"药物/手术"的主导模式，只适用于"急救"或"意外"，而无法帮助现代生活中的各种功能性、慢性、衰老性病症。

段（以药物、手术）"。医生在培养的过程中，就像军队的指挥官，被训练的重点是懂得寻找（诊断）及应付（治疗）敌人（疾病）之方法。其用尽一切战争思维的策略，军事处置的方式，务必以歼敌为主（最典型的莫过于面对癌症时的处理）。因此解决之道便只着重"消灭攻击"手段，而毫无"生态修复"可言。应用各种药物、手术以消除种种症状，只要两害取其轻，哪怕伤及无辜百姓（产生副作用）并引起战场烽烟四起（病人的感受）。年轻医生的观念中，更是每一个问题都有一颗药可解决！其实这种"药物/手术"的主导模式，只适用于治疗短暂急性病症，像"急救"或"意外"，而无法帮助在现代生活中占较大比例的各种功能性、慢性、衰老性病症，更不用说维护及提升健康！

第二章　找到病名就是找到羔羊了吗

主流医学最重要的是要找到一个国际通用的所谓“疾病码”，但是否可以认为得到这个“病名”，看病的目的就达到了？您真正不舒服的原因找到了？您所有的问题都解决了呢？

由于主流医学最重要的责任，是要找出“疾病”，因此除了基本问诊及理学检查（即“视诊、听诊、叩诊、触诊”；与中医的“望、闻、问、切”异曲同工）外，各种诊断工具，从简单的抽血、验尿、粪便检验到各种X光摄影、内视镜、超声波、电脑断层、核子扫描，乃至核磁共振等检查，应有尽有，目的当然是要协助查出病人主要的病因，但可惜依照现行的教条及逻辑，往往找到的都是已经浮出水面的问题，即所谓器质性病变。当然如果是一些急性状况，例如发烧、咳嗽、喉咙痛，您可能只是呼吸道感染、流行性感冒或气管炎、肺炎等等；但也可能因抽血发现胆固醇、血糖或尿酸过高而得了高血脂症、高尿酸症或糖尿病；有时也可能因为影像看到骨质密度减少，而诊断得了骨质疏松症；甚至因侦察出肿瘤而判定是肺癌、肝癌或乳癌等。

“食谱式”的医疗逻辑

不过，不管什么问题，主流医学最重要的是要找到一个国际通用的所谓“疾病码”(ICD)[①]，这样才可以依据治疗指引，作出处方用药或其他治疗，一方面达到相关保险规定以获得给付；另一方面，这样才算符合专业守则，即使发生医疗纠纷，也不致丧失依据，但这种“食谱式”的医疗逻辑，是否真能解决病患的问题呢？

让我们来看一个实例：

张先生50岁，电子公司负责人，一向精力充沛，处事明快，思维敏捷。但近一二年来常感体力不济，容易疲劳、思绪混乱，有时甚至优柔寡断、脾气暴躁，早上起床觉得腰酸背痛，关节活动变差，偶尔发生心悸、晕眩、性欲下降等现象，且体重增加，特别是小腹凸出，即出现所谓的啤酒肚或鲔鱼肚。经多方检查，发现除血压、血脂、血糖、尿酸等超出正常上限外，其余皆正常。于是遍访多位专科医生，确定无任何身体器官实质病变，最后被告知为一般老化现象，建议多运动、注意饮食，并服用各种药物，不过，不适感仍然挥之不去……

高血压、高胆固醇血症、高尿酸血症、高血糖、骨质疏松、关节炎、中耳炎、忧郁症、大肠激躁症等，相信大家都对这些当代非常流行的医学名词如雷贯耳，大部分人也深信这些就代表着所患的“疾病”，但是否诊断到这个“病名”，就以为看医生的目的达到了？您真正不舒服的原因找到了？

---

① 国际疾病码（ICD）：即国际疾病分类，是用专属之译码代表疾病及其他健康问题，以便于资料的存取与分析。标准的ICD已成为一般流行病学研究与健康管理上国际通用的诊断分类标准。

“人”才是真正要治疗的对象，并不是那堆“病名”！

您所有问题都可以解决了？其实，这时候正戏才刚开始，因为这些全部都是深层疾病的表面症状，是健康的警讯，也是告诉我们身体是需要作调整的时候了。

可惜的是，在当代的医疗模式下，这些通通都变成是可用药物对付的“疾病”！没错，您可以用降血压药、降血糖药、降胆固醇药、降尿酸药……，等药物把一些“数字”都降下来，再服用止痛药、消炎药……把“炎”短暂消除；也可以吃抗忧郁药、镇静剂，把情绪、肠胃稳下来，但如果您以为这就没事了，那你就错了！事实上，问题可能刚刚开始呢！为什么？药物的副作用固然是其中的原因，但忽略了“人”的因素才是最大的陷阱和限制，也是无法达到最佳治疗效果的主因。因为得这些病的是“人”，“人”才是真正要治疗的对象，并不是那堆“病名”！

过度依赖数字错失健康

之所以急于降低胆固醇，是因为大家都相信胆固醇会造成心脏病，但您可知道一半以上的人心脏病急性发作时，他们的胆固醇都是正常的！事实上，过低的胆固醇反而会造成焦虑、忧郁、中风，甚至导致患者自杀，同时也是老年人加速死亡的因素之一。其实发生心血管疾病的原因众多，“发炎”才是其中最重要的原因之一，而造成发炎的诱因则是与生活及饮食息息相关。依照标准，血糖值达到126才算糖尿病，但假如数值是100、110、120、甚至125，难道就不需处理、只要静观其变？或依照医学界标准语言：注意饮食，继续观察？

其实就像心血管毛病，糖尿的问题几乎都是由于生活环境及饮食营养偏差而引起（遗传的影响在下章会再述），重要的是在发生糖尿病之前很长一段时间，身体“功能”就已经出现变化，这段时间是让我们可以扭转乾坤的黄金时机，只可惜主流医学的被动方式及过于依赖数字让我们错失了良机！

忽略隐藏因素使疾病扩大

“中耳炎”是另一个不是知道了这个病名，就以为什么问题都可解决的例子。基本上，中耳炎分成“细菌性”与“浆液性”两大类，是婴幼儿最常罹患的一种毛病。相信不少家长都有半夜抱着幼儿，直奔急诊室或找医生的经验，幼儿高烧、哭闹、拒食，弄得为人父母者心情七上八下，当医生诊疗完毕，告知您的宝贝是得了中耳炎后，您以为那些抗生素、消炎止痛药吃完就没事了，谁知两三个月后，同一场景又上演一遍，如是者三番两次，接下来可能是又做“听力测验”、又是“放耳管”，最后医生说可能要动手术，此时可真是晴天霹雳、情何以堪！

事实上，只专注于一个器官的状况，往往就是只见树不见林。发生中耳炎是没错，但难道只能归咎于小孩的“欧氏管”（耳咽管）太短？其实，中耳炎的背后因素很多，例如隐藏性的食物过敏、肠道生态异常、消化吸收问题、微量营养不良等都是不能忽略的因素。很明显，这些不是只针对只专注一个器官的状况，往往就是只见树不见林。

“疾病”作标准治疗就能解决的！

如前所述，主流医学的发展是源自17世纪“牛顿式”的科学基础，并受到19世纪“病菌理论”很大的影响，因此一直以“直线型”的因果思维切入问题，认为人生病的原因就是得了“疾病”，尤其是20世纪30年代“抗生素”的崛起，更是把这个观念贯彻得淋漓尽致！凡任何毛病，只需要找到这个“疾病”，就能予以迎头痛击，于是遇到毛病时，就有如电影金像奖般，先来一个提名，继而寻找病名（临床上称之为“鉴别诊断”）就成为主流医学一个很重要的临床工作。但这些名字（拟诊）的背后，其实往往只是反映身体各种功能的调整，它们有着隐藏的内涵。但是，主流医学通常只依疾病名称，就开始进行药物治疗，例如当血压150/100毫米时，您被告知得了高血压；当饭前血糖126单位时，您患了糖尿病。如此这般，在离开诊所或医院时，您就开始了漫长的“药物之旅”，但目的地却是模糊不清，更不知何时到达，而您也无从去深究为什么，因为很多医生都说患了这个病得吃一辈子的药！

找出“病名”只是第一步

其实，找到了病名往往只是一个开始，因为同一种“疾病”可能有七八种不同的“病因”；同一个“病因”也可以造成各式各样的“疾病”。拿“高血压”来说，其实就像“发烧”，并非一个疾病。高血压只是反映心血管疾病的一个危险指标，而这个指标本身也可能由许多原因造成，既可能是严重的血管硬化、长期隐藏的压力、睡眠呼吸中止征候、找到了诊断病名往往只是一个开始，因为同一种“疾病”可能有七八种不同的“病因”。

肥胖等；也可能只是服用了通鼻子的感冒药、缺乏微量元素如钙、镁，或只是受寒、憋尿，甚至是看到所谓“白色制服”（医护人员）产生的“假性高血压”。如果只是急着吃药把血压降了，而忽略了其他的引发因素，就像只管退烧而没有关注发烧的原因一样。

又例如心脏病，可能是因为高血压、高胆固醇、高同半胱胺酸（一种蛋白质代谢后的氨基酸）、先天性问题、慢性感染/炎症（像牙周病）、长期压力、胰岛素阻抗现象、糖尿等种种因素造成。因此即使做了心脏绕道手术，也可能只是“绕”过了真正的问题；即使放了“支架”，也只不过是“延长”问题而已。

很显然，得到了诊断并不一定就知道确实的毛病！更重要的一个观念是，“疾病”其实只是反映生命过程中，遭受到一些不利健康的因素冲击，应看作是有“目的”之异常变化。这些因素包括了像长期压力、慢性发炎、肠道生态失衡、营养不良、氧化及糖化伤害、解毒能力偏差及荷尔蒙代谢异常等。单纯地“命名”症状，并不表示确知问题所在，而治疗方式往往也只是掩盖症状，或只针对问题的一小部分处理，因此“人”就无法获得全面照顾，毕竟，这只是抓到“代罪羔羊”而已！

第三章 对症下药，药到病除吗

当对症下药的“症”只是“症状”，只是符合ICD的疾病码，可拿到保险赔付，药物就只不过是掩盖一些症状而已！

相信大家对“对症下药，药到病除”这句话都深信不疑，即使是医疗界也多以此为治疗终极目标，但事实真的如此吗？不能否认，在某些情形例如急救或严重感染时，药物的确发挥了关键性作用，救回一命。但面对现实生活，我们更应关心的，是困扰大多数人，属于“冰冻三尺”的慢性状况，因为它才是直接影响个人生活品质、家庭负担、社会成本、国家财政的重要因素。因此在谈这个问题时，就必须了解“症”是指什么？“病”又是什么？药物又是否唯一可用的治疗工具？

从上一章我们知道主流医学的“疾病”定义与“症状”过于重叠，简单说就是常把“症状”当作“疾病”来治疗，同时又缺乏整体的“全人”观念，以致许多时候所治疗的“对象”及“目的”混淆不清，往往变成只是治标（病）而没有治本（人），造成所谓头痛医头、脚痛医脚的现象。另一方面，当对症下药的“症”只是“症状”，只是符合ICD的疾病码，可拿到保险支付，药物就只不过是掩盖一些症状而已！

主流医学常把“症状”当作“疾病”来治疗，往往变成只是治标（病）而没有治本（人）。

人体自我防卫机制被破坏

大家来看一个常见例子：每个人都有伤风感冒的经验，发烧、咳嗽、喉咙痛、鼻塞、流鼻水、全身筋骨酸痛等，一般人都急着退烧、止痛、止咳、止鼻水，于是退烧止痛药、鼻塞药、止咳药，甚至抗生素通通派上用场。但您可知道为什么会发烧、流鼻水、鼻塞、咳嗽？其实发烧是要“活化”（启动）我们的免疫系统——包括白血球、淋巴球、吞噬细胞等以歼灭入侵的病毒或细菌，犹如动员警力围捕罪犯；之所以鼻塞是因为充血（血流增加以运送免疫细胞等战斗资源），鼻水与鼻涕是要协助把那些废物冲走，而且人体对付病毒很重要的“A 型分泌型免疫球蛋白，slgA”就是分布在黏膜之上，包括口腔、鼻黏膜、肠道等；咳嗽是一种受到外界（包括病毒、细菌、异物、化学物等）刺激后身体的自卫反应，目的是把免疫细胞与病毒、细菌作战后残余的垃圾清除，不要让病毒、细菌存留体内，把废物排出去。许多人以为“咳久了会变成气管炎甚至肺炎”的观念是错误的，实际情况刚好相反。

此时我们吃了各种感冒药，包括解充血剂（鼻塞药）、止痛退烧药、止咳药、抗生素等，身体的免疫系统动员减弱了；鼻子通了，但 sIgA 不见了；不充血代表微血管收缩了，连带协助排除废物的“绒毛运动”也减慢了；咳嗽被压抑下来，反而失去了自我保护机制；抗生素是不长眼睛的，体内的好坏菌来个玉石俱焚。于是经年累月、三番两次的类似状况下来，感冒、喉咙发炎、鼻炎、鼻窦炎甚至支气管炎周而心脏病的原因众多，其中最重要的是极为常见，却也是最容易被忽略的因素——“发炎”与“压力”。

复始地犯，因为您的抵抗力逐渐下降了，因为所有这些药物都只是压抑症状，让身体原来的自我防御机制一次又一次变得无所适从，终于反应迟钝！那您究竟是“伤风感冒”还是“免疫能力差”？到底是“药到病除”还是“药到病来”呢？

用药时的“鸵鸟心态”

“高胆固醇血症”是另一个当代流行“病”名，绝大部分人（包括医学界）的观念，一直都把它等同心脏病看待，于是只要被测出胆固醇高了，就是得了这个疾病，十之八九降胆固醇的药就是未来的老友，也难怪《福布斯》杂志统计的十大畅销药品中，就有两种降胆固醇药名列榜首，年销售金额高达180亿美元以上。

但如前所述，心脏病的原因众多，其中最重要的是极为常见，却也是最容易被忽略的因素——“发炎”与“压力”，胆固醇其实只是其中一个附带风险指标（仅仅是指标），但容易测量。基本上，它的上升只是反映身体出现了代谢需求，肝脏增加了其合成而分泌到血液中去（请注意：一般常说要少吃含胆固醇的东西像蛋类，但身体的胆固醇经食物来源的其实只占约25%，其余都是从肝脏合成而来的），因此，除了极为罕见的家族性高胆固醇血症之外，单纯用药物拼命地降低胆固醇，并不能降低心脏病的发生几率。

相反的，长期服用“降胆固醇药”的副作用却不胜枚举，例如容易倦怠、肌肉病变、肝功能异常、记忆力衰退、小儿中耳炎的背后原因，往往是与隐藏性的食物过敏有关，例如对牛奶、鸡蛋、玉米、麦、面食等过敏。

末梢神经变化、性欲下降等，因此目前已有两种降胆固醇药被禁用。进一步来说，只把焦点放在胆固醇上，反而容易忽视其他更应该矫正的问题，例如胰岛素阻抗现象、高同半胱胺酸、潜在性发炎（参考第九章）、饮食偏差及生活异常等。从另一个角度看，如果以为把胆固醇降下来就没事了，有如把正在响的火警钟敲破，就相信火灾已经扑灭了！

让我们再看看上一节所提到的“中耳炎”问题，由于只是针对症状治疗，反复发作的情形就屡见不鲜，常常令医生及家长感到困惑与不耐。基本上，当抗生素越用越强时，非但无法控制发炎情况，反而让中耳炎一次比一次严重，最后导致需要手术治疗，为什么？因为抗生素不仅无法每一次都消炎，它更可能造成细菌抗药性、免疫力减弱、肠道生态失衡、“肠渗漏”状况（第八至十章会再述）而使情况更糟。事实上，小儿中耳炎的背后原因，往往是与隐藏性的食物过敏有关，例如对牛奶、鸡蛋、玉米、小麦、面食等过敏，这些都是一般人认定的健康食物，因此难以置信也不愿意接受，但没有把潜在因素去掉，又怎能期望“药到病除”？

舒缓症状却未解决问题

另一个近年来常见的状况，是“火烧心”或“胸口灼热”的胃食道逆流症，一个成功被“标识”为疾病的征候，巧妙地变成需要强而有力的“制酸剂”控制的摩登疾病，而两种专门用来治疗此病的制酸药物（俗称PPI），也荣登十大畅销药的前五名。不错，这些药物非常有效地抑制了胃酸分泌，也带来了短暂的症状舒缓，但问题真的解决了吗？为什么我们的胃需要胃酸？胃病就是胃酸过多吗？其实胃酸除了协助消化食物，猎杀外来细菌外，也是吸收营养时很重要的因子。像钙，没有足够的胃酸协助吸收，吃再多的钙片都徒劳无功，甚至徒增负担；没有足够的胃酸是老年人出现贫血的原因之一，更重要的是，许多时候是胃酸不足而非胃酸过多，据统计，五十岁以后其实就有50%的人可能出现胃酸不足，而很多毛病正与胃酸不足有关（表3-1）。

表3-1　可能与胃酸不足有关的毛病

• 酒糟鼻
• 爱迪生氏症(肾上腺功能衰竭)
• 过敏反应
• 胆囊病变
• 自体免疫疾病(格雷夫氏症、红斑性狼疮、重症肌无力、风湿性关节炎、硬皮症、白斑病)
• 眼睛黄斑病变
• 骨质疏松
• 恶性贫血
• 溃疡性大肠炎
• 第Ⅰ型糖尿病

事实上，食道逆流往往是因为食道与胃之间的括约肌即所谓的“贲门”机能失调所致，这是一个受到副交感神经控制的肌肉组织。造成贲门失调的原因包括压力、感染（像幽门杆菌）、微量元素缺乏（例如镁）、过量饮食、食物过敏，及酒精、巧克力、咖啡、油脂食物、药物副作用如一些降血压药等因素（表3-2）。因此，仅用PPI只是达到短期症状消

在中国台湾地区，门诊病患因药品不良反应造成的伤亡代价高达1200多亿新台币。

除，长期服用反而造成消化、吸收及营养不良（例如维生素B群、内在因子），而且一旦停用了又会发生胃酸反增的“反弹现象”。很明显地，不针对各项诱因处理，单纯只吃“制酸药”，就好像平日从来不去想修补河堤、疏通圳道，到台风来了才临时堆沙包并用抽水马达去防洪！

表3-2 降低贲门括约肌功能（造成“烧心”“胸口灼热”等症状）的因素

食物	药物
油脂	支气管扩张剂
咖啡	非类固醇消炎止痛药
巧克力	钙离子阻断剂
薄荷	β阻断剂（降血压药）
糖	镇静剂（像Valium）
酒精	烟草
洋葱	
过敏食物	

药物滥用及副作用

在现行医疗方式下，类似上述的状况真是罄竹难书！基本上，除了这些问题，药物的滥用及副作用更是不能忽视。1995年，美国疾病控制中心的Dr. Besse就表示，估计全美有2000万例不必要的抗生素使用。1998年《美国医学会期刊》一篇研究报告中，更显示美国每年仅是住院病患，即有高达220万人次（占6.7%）发生严重药物反应，并造成超过10万例的死亡病例。1999年《NEJM》也有文献报告，仅是使用“非类固醇消炎止痛药”引起的并发症，一年就有16000例死亡病例。2005年，中国卫生部的资料也发现每年有高达8万人，即每7分钟就有一人直接或间接死于“抗生素”滥用！在中国台湾地区，2006年“医改会”估计每年有8000多个住院病人因药物不良反应而死亡，相当于一天22人！门诊病患因药品不良反应造成的伤亡代价，更高达1200多亿新台币。喧腾一时的，全球销售金额高达100亿美元的另一类所谓COX—2抑制剂止痛药“万络（Vioxx)”，问世仅仅五年，即因造成超过28000例急性心脏病，而被全面回收及禁止出售。所以到底是“对症下药，药到病除”，还是“症状用药，药到病来”？

第四章　饮食正常何须补充营养

活在当代的人，必须首先了解什么是所谓的加工食物、垃圾食物与冒牌食物，其次则是要懂得精明地选择真正的食物。此外，还要有正确的基本饮食方法，而高品质的营养补充更是需要而非奢侈。

听到“营养不良”，大部分人直接联想到的是第三世界，像一些非洲国家或是战祸中的民族或饥荒难民。可是您可知道，在当代最常见的，却是生活在富裕地区的人民，表面上饮食丰盛但实质吃错了众多“食物”，出现摄取过量但营养不良的讽刺窘境！

农作物变得不健康

首先就让我们来看看现代食物究竟有多营养？传统上，粮食的来源有赖农作物，而农作物的营养取决于种植时的土壤营养。农业学上的“最低限度定律”指的是只要土壤缺少了一种营养素，则所产出的农作物便不健康，当然也代表人们摄入之后，同样难以达到预期的健康。

自从农业工业化后，土地的运用被改变了，耕耘的方式不同了，除了原有肥沃的土壤被稀释外，许多农地更被工业废料污染，破坏了许多有机物质，至于决定农作物生产方向的，也不再是传统的农民，而是食品制造业的大亨们。为了土壤中镁、硒、铬、硼、锰等微量元素的缺乏，正与许多现代“文明病”有关。

增加产能与产值，95%的农作物使用化肥及农药，目的当然是希望加快生长速度及减少虫害损失，这种方式在二次世界大战以前还是罕见的，然而才不过五、六十年的光景，人类的农业生产方式已经发生了史无前例的变革，各种农药的使用，到了满山遍野的程度（参见第十一章）。化学肥料只提供钾、氮、磷等元素，但镁、硒、铬、硼、锰等微量元素却不知不觉地不见了，而这些缺乏的元素正与许多现代“文明病”有关！

另一方面，近20年来，许多粮食更是经过极具争议的基因改造而生产出来的（俗称GE或GM食物），特别是食用量大的玉米、黄豆（大豆）、小麦、棉花（作为食用油）、甘蔗（制作蔗糖）、椒类、马铃薯、番茄等。这些被改造过的农作物，几乎都变成金融市场上可供炒作的宠儿，通称为“大宗物资”的原物料商品，这些“物资”除了营养价值被改变以外，也增加了食用后产生过敏的可能性，更可能导致人类“基因改变”的风险！

但对“制造商”而言，他们所重视的，是“商品”的价格，还是您的“健康”状况？尤其不幸的是，关于这方面的研究，却鲜为一般民众知悉。事实上，仅是玉米所衍生制成的产品就不下数百种，常见的包括食用油、糖浆、面粉、玉米粉（作甜点、蛋糕、酥饼）、罐头食品、饮料、饼干等极为常见的民生食品，甚至是维生素C片，涵盖之多，真是不胜枚举。

各类冷冻、微波食品急速席卷饮食市场，使每天依赖这些“机械式”食物的人，处于“欠缺营养”的慢性自杀而不自知！

加工食品危害人体健康

由于全球的“农业政策”实质上已变成“政经”力量的玩偶，掌控权早已不在农民手上，当然所关注的更不是“营养”议题！由于最上游的食物原料即已产生“质”的变化，到底谁来为我们的饮食把关确实值得深思！此外，由于“食品”已摇身变成一种极具商业价值的产业，一种顺应潮流的制造业，故无论从生产、加工、储藏、运输或包装上，讲究的必定先是能防腐变质及足够的保存期限，于是防腐剂、稳定剂、填充添加物等成为标准配备，同时为了吸引顾客口味，色素、味素、糖精也变成必备成分。但这些化学物质除了使食物的营养价值不断下降外，更增加人体肝脏解毒的负荷。而且，由于现代快速的生活形态当道，使得速食、快餐的餐饮方式应运而生，并成为许多新人类的常态饮食，他们但求吃饱，根本不会考虑或注意营养与否，再加上各类冷冻、微波食品急速席卷饮食市场，使每天依赖这些“机械式”食物的人，处于“欠缺营养”的慢性自杀而不自知！

其实人的生命就像慢慢燃烧的“炉火”，食物就是维持温火的柴薪，“好”的食物可以助燃，“坏”的食物则会减弱燃烧，而“错”的食物更会把火熄灭！为了让生命之火延续，通常我们每天要依赖约 50 种必需物质，包括 20–21 种矿物质、13 种维生素、8–11 种氨基酸、2 种必需脂肪酸、水、空气、阳光及热量来源（糖类）等。

因此只是“吃饱”并不见得符合这个原则。尤其是如前所述，食物的来源及饮食方式，早就和健康原则背道而驰。

所以，活在当代的人，首先必须了解什么是所谓的加工食物（表 4-1），垃圾食物（表 4-2）与冒牌食物（表 4-3），这些“食物”通常是热量高、缺乏营养素（如维生素、矿物质、纤维、必需脂肪酸等）、高淀粉及高脂肪，并且充满化学物质（防腐剂、人工色素、人工甜味等）。其次则要懂得精明地选择真正的食物（表 4-4）。除此之外，还要有正确的基本饮食方法。当然要让我们活出“生命之火”，仅仅从食物着手还不够，高品质的营养补充是需要而非奢侈，问题在于如何选择与摄取才能符合个人的需求。

表 4-1　加工食物

由真正的食物制造，但经过化学过程，添加化学物质及防腐剂，夺去了食物的天然本质，例如：
• 罐头食物（包括肉类、浓汤、饮料等）
• 热狗/薯片
• 即食谷物/白糖
• 果酱/果冻
• 含代糖低脂优酪乳
• 腌制肉类
• 熏制粗香肠
• 面团（用以制造意大利面条等）/贝果面包/椒盐脆饼/松饼/可颂面包/比萨饼/英式烤饼（司康饼）
• 饼干/曲奇饼/玉米粉薄烙饼（墨西哥）

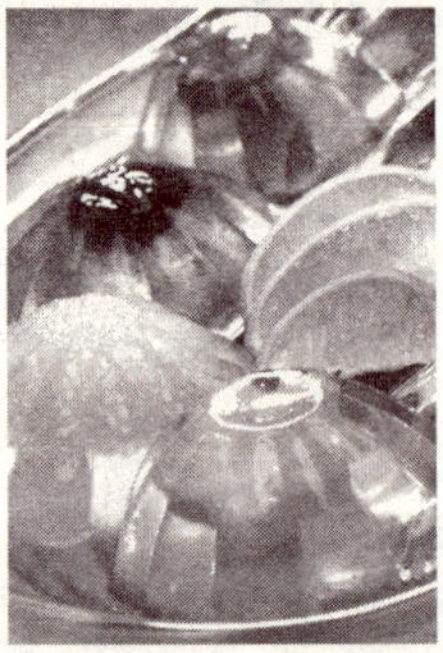

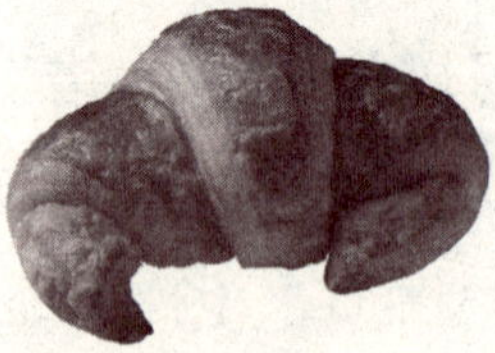

表 4-2　垃圾食物

只含少量真正食物，大部分由加工食物而来，用转化油（氢化油）烹调，添加化学物及防腐剂，食物天然本质荡然无存，例如：
● 任何由精制白面粉制造的东西
● 各式糖果
● 即食谷物
● 甜甜圈
● 高温油炸食物
● 包装布丁
● 苏打饮料
● 冰品，包括冰条、雪糕等
● 各种糖浆像玉米糖浆、法奇软糖（fudge）
● 各式糖类点心/爆米花

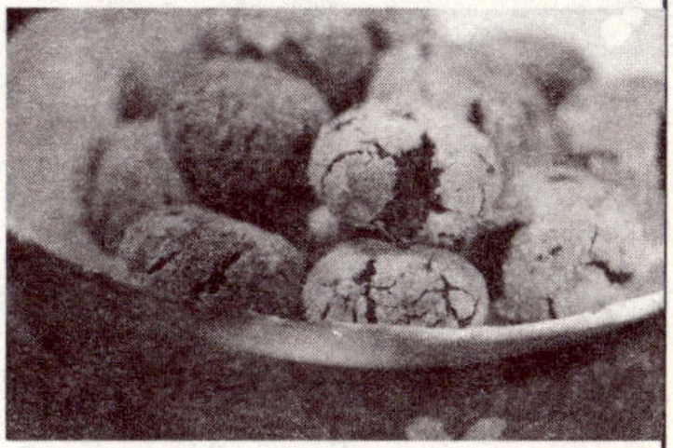

表 4-3　“冒牌”食物

主要从化学物质提炼而来，大部分含果胶与糖类填充，例如：
● 代糖（甜味剂）
● 棉花糖
● 烧烤酱料/调味酱料/蚝油
● 番茄酱/果汁粉
● 即溶咖啡/奶油球（non-dairy creamer）
● 泡面/即食面/杯面/公仔面
● 人工奶油（玛琪琳）/人工芝士/氢化油
● 美乃滋（沙拉酱）/大部分佐料
● 使肉软嫩之物质
● 各种油酥（糕饼、点心、蛋挞等）

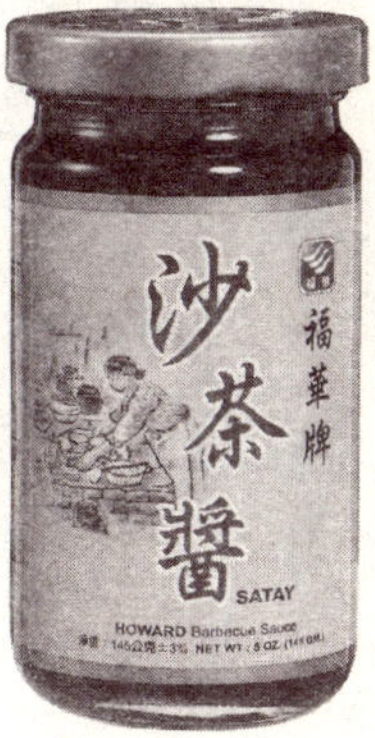

不是食物多吃就一定营养。事实上，目前科学界公认可延长寿命的方法，反而是减少热量（食物）的摄取！

表 4-4 真（完整）食物

符合天然标准，自然界中随手可得的食物，例如：
• 家禽类：鸡、鹅、鸭等
• 鱼类及海产类
• 肉类：猪、牛、羊
• 谷物类
• 荚豆类
• 蔬菜类
• 乳制品：蛋类、牛奶、牛油、乳酪
• 坚果/种子类

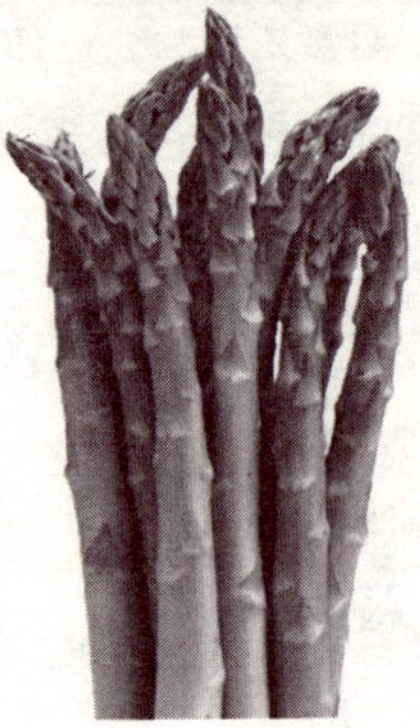

尽管如此，如果去问主流医生（包括过去的作者本身）有关营养品的意见时，得到的却是标准答案：

- 好一点的大概是：不要浪费金钱，三餐正常，多吃蔬菜、水果，营养一点就够了（很笼统吧!）
- 不客气的就会用轻视的眼光、高傲的态度，权威地说："不要乱听，维生素过量会死人的，这些脂溶性物质很容易累积"；"维生素 A? 噢！100 万单位会发生猛爆性肝炎，维生素 C 吃多了会尿结石，维生素 E 没有用……"；"β 胡萝卜素会产生肺癌"；"我们的祖先都没吃维生素……"!

听到这样的意见时，大部分民众显然一脸茫然、无所适从。事实上，由于主流医生在接受医学教育过程中，只有药理学而无营养学的学习与训练，对使用药物自然是深切了解，驾轻就熟，但对营养补充却几近一窍不通，因此除非能开放思维，不断进修与训练，并且客观地接受其他领域的知识，否则勉强取得的营养观念实在与一般民众无异，碰到病患提出有关营养问题时，几乎就自动转介“营养师”的标准营养处方。难怪前美国 Tuft 大学校长，也是营养学专家的 Jean Mayer 教授曾说：“……看起来，一般医生的营养知识比普通的秘书多一点，不过当秘书出现体重问题时，就可能懂得比医生多了……”，真是“一语中的”！

“多吃”不等于“营养充足”

另一个让主流医生轻视营养补充的因素，是错误依赖所谓的“每日建议摄取量”(RDA)。这个由“美国国家科学院”在二次世界大战时提出的每日营养建议，只是针对当时的平均健康成年人，为了避免因缺乏某种营养素而致病，订下的每天需要的各种基本分量。这个建议于 1997 年修正为“每日参考摄取量”(RDIs)，不过大部分医生把这个建议误认为就是最佳摄取量，反而忽略了现时的种种退化性、衰老性毛病是因为长期慢性的营养素不足而非急性缺乏。更重要的是，谁是“平均人”？即使如此，依美国农业部最新统计，美国人口中仍然有 37%缺乏维生素 C、70%维生素 E 不足、3/4 缺锌、2/5 维生素 B_{12} 偏低，40%铁质不足，绝大部分人欠缺重要的 omega-3 脂肪酸等（作者近年来所经验的上千华人之抗氧化维生素检测中，常见缺乏的维生素就包括 A、E、胡萝卜素及辅酵素 Q_{10} 等）。

此外，许多人以为食物吃多了就不需要增加补充，但事实却刚好相反，撇开前述的食物品质早已走样外，食物吃多了，也代表体内的燃烧多了，能量增加了，但废物（如自由基）也相对增加，因为食物就是最大的自由基（请见第二篇）来源，这好比汽车燃烧汽油（食物）产生动力，也产生热与废气（自由基），这些自由基过量而未能适当处理时，就会出现所谓的“氧化压力”(如同生锈）状况，引发各种慢性毛病。因此，不是食物多吃就一定营养。事实上，目前唯一被科学界公认可延长寿命的方法，反而是减少热量（食物）的摄取！

在年销售金额2000亿美元的食品工业中，高达3%（60亿美元）是用作行销推广，而其中大部分广告费用是花在“加工食品”，像薯片，各式糖果、饮料、口香糖、方便面等全无营养价值的化学产品上，对象更是瞄准社会的未来主人翁。这种排山倒海的洗脑方式，当然也意味着当代人类正在进行史上最大规模的饮食实验！作为目前地球村的一分子，难道您还愿意以身试法，甘愿成为“食品产业”的世纪小白鼠？

第五章　基因决定您一生的健康命运吗

“……我父亲高血压；噢，妈妈有糖尿病；哎，爷爷老年痴呆；唷，奶奶中风多年；唉，医生，我今天的毛病早就注定了！”我们确实无法改变基因，但通过正确的营养及生活方式，却可以打开好的基因版本，争取健康。

记得在一个医学研讨会上，演讲者发表一位年轻人罹患了一种罕见癌症的案例，在提到患者父母与家庭成员也有多人曾经患有类似的癌症时，他询问了台下的意见，大家几乎异口同声地说：“同一家族，难怪！”这个时候，演讲者徐徐放出一张图片，斗大的字写着：他是被“领养”的！台下顿时鸦雀无声，继而议论纷纷……

“基因疾病论”无限上纲

家族病史是每一个医学系学生在开始学习记载病历时，必须仔细记录的首要部分。民间有一句顺口溜：“龙生龙、凤生凤、老鼠生的儿子会打洞。”外国的谚语中也有“Like father, Like son”的说法。这些不谋而合的看法，其实只是说明长期以来大众观念中，遗传的力量还真是无与伦比！但实际上我们的“健康命运”是否就此“注定一生”呢？没错，从精子与卵子结合为“受精卵”的那一刻起，大自然就展开神奇奥秘的力量，生命体就遗传了父母的基因（DNA）蓝图，您的性别、头发、眉毛、肤色、五官等特征已经写好了，这些也就是一般人所认知的遗传特征。但很不幸地，同时也被误导引申至任何健康问题上。

新世纪一开始，全球最大的生物界“大惊奇”，恐怕非称为“生命之书”的基因研究计划莫属，挟着庞大的人力与资金，号称划时代创举的“基因图谱计划”，于2003年报告正式出炉，这个结合多国科学精英，横跨各种尖端领域，自1990年开始，耗时十数载的研究，在媒体大肆宣扬下举世瞩目，大家都在翘首期盼，以为只要揭开了所谓的“生命密码”，人类的所有大小毛病都可迎刃而解，说不定更可创造一两个“莫扎特”或另一个“爱因斯坦”！

长久以来，科学家们一直认为生命是受到基因主宰，而基因是自动自发的，除了传宗接代外，更可随意打开或关闭生命内的“软件程序”，控制生物各种功能、结构组合，因此生物的复杂性与基因的数目多寡有关。以人类的状况来看，一般估计基因数目应在10万之多，所以当2003年研究报告在万众期待中出来时，着实令无数专家目瞪口呆，因为结果数目只有大约3万—3.5万之间，比原先预估的足足少了2/3！

但更令从事研究的科学家们讶异的，却是2004年10月发表的最新资料，人类的基因数字竟然修正到和线虫的19500个相近，在2万—2.5万个之间！显然生物的复杂性并不反映在基因的复杂性上，换句话说，控制生命的力量不在于基因！其实，在2001年，曾获诺贝尔医学奖的加州理工学院院长巴提摩教授，在著名的《自然》期刊上就指出："人类的复杂性并不见得反映在基因的数目上……对于到底是什么力量使得我们如此复杂……未来仍然是一个充满挑战的问题……"，接着2002年《科学》期刊也有一次专题讨论，主题就是"不是只有基因"，强调"以基因为中心的疾病论"是非常有待商榷的！

建造正确的基因蓝图

基本上，人类的"基因体"（基因库）分布在细胞核内的23对染色体上，每个细胞都有两组染色体（除了精子、卵子及红血球），分别来自父母的遗传，染色体就是一大串DNA，"基因"指的就是其中一段含有密码的DNA（即载有遗传信息）。我们重视"基因"，是因为"它"能够把所谓"生命密码"的指示传递下去。早期医学界的遗传观念受"孟德尔定律"[1]主宰，一直沉溺在"基因不变"的氛围中，直至20世纪80年代，随着"分子生物学"的研究发展，"基因学"顺势诞生后，逐渐揭示原来绝大部分的基因是"动态"可改变的，并且除了遗传功能外，我们每天时时刻刻的活动都受"它"主导，从简单的眨眼到消化食物，从思考到情绪反应，或像您正在阅读本书的感觉等，都是通过整个"基因体"内各种基因互动完成。事实上，各种

① "孟德尔定律"：1866年，奥地利的僧侣孟德尔从豌豆的生长发现了所谓的"显性"及"隐性"遗传特征，指出每一个生物特征都是由两个基因所决定，而这些基因是固定不变的，生物史上称之为"孟德尔定律"。

文明病的发生，例如糖尿病、心脏病、癌症等都是与“基因体”内多个基因有关。

基本上，我们可以把每个基因当成一个带有密令的密使，分别去执行特别任务，而任务就是制造人体内的各种蛋白质。这里所说的蛋白质，不是单纯指我们平常所吃的肉类、蛋类等蛋白质，身体的蛋白质像胶原蛋白、纤维蛋白、角质蛋白、球蛋白等均是体内的DIY工人，负责建造、组装、修补各种组织、器官的工作。身体的蛋白质亦包含数以千计的酵素、各种免疫抗体、荷尔蒙、神经传导等物质。不同的密使（基因）有不同的密令（指示），执行不同的任务，当然也产生不同的蛋白质，建构不同的组织、器官、系统。换言之，某一群基因会带有制造某种蛋白质的蓝图，而且是非常专一的，例如属制造神经系统的，就不会去制造肌肉或肠胃。因此，如果蓝图错了，产生的蛋白质也会错，所代表的组织、器官甚至系统都会出错，当然这就是疾病的开始。

事实上，要制造正确的蛋白质就先要有正确的指示，错误的指示就会带来错误的蛋白质。指示来自基因，也就是说，必须开启正确的基因，由于基因的表现是“动态”的，故可以是“好”的，也可以是“坏”的，更可以是“错”的！因此要让“基因”表现好的一面，就必须了解到底基因是怎样知道如何表现的，这也是整个“基因体”有趣的地方。

打开好的基因版本

从最新的“基因学”研究可知，除了极少数例外，基因基因必须要不停地跟外界沟通对话，接收不同信息，而信息的来源就是各种营养素。

并不是自动自发的，而是要不停地跟外界（细胞内外环境）沟通对话，接收不同信息，才确定工作方向。基因体内更有一群所谓“调控基因”（好像工厂领班）专门负责指挥、调度、分派其他基因工作，工作范围包括指示它们所隶属的不同器官，像肝脏、肠胃、肌肉、骨骼、皮肤等进行生长、分化、修补、再生等过程（就像工厂内有不同生产线），当然也包括像调节新陈代谢的速度、血压的高低、荷尔蒙的分泌等，即使每一个细胞都有同一套基因（精子、卵子和红血球除外），不同的基因组合就会指挥不同的细胞，分工合作完成使命。

基因接收的信息就是来自于各种营养素，例如抗氧化物、维生素、矿物质、微量元素、脂肪酸，等等，这也是为什么说正确的“食物”与“营养素”那么重要。举例来说，我们的大肠细胞，含有一种可抑制癌症发生的基因，称为“抑制肿瘤基因”，不过它需要通过一种脂肪酸才能被“活化”，发挥抗癌功用。很显然地，正确的食物及肠道环境（第十章会再述）所扮演的角色就非常重要。当然除了食物及营养素外，还有一些不能忽视的其他因素也会影响基因的表现，包括睡眠、运动、生活形态、环境毒素及心灵状况等。

我们确实无法改变基因，但通过正确的营养及生活方式，却可以打开好的基因版本，争取健康。相反的，就算您遗传到好的“基因型”，却每天抽烟、酗酒、从不运动、吃垃圾食物、每时每刻压力缠身、过着晨昏颠倒的生活，最终

“坏”的，甚至“错”的基因版本就会“表现”出来，埋下日后各种慢性、衰老性疾病的祸根，所以到底是基因影响您的健康，还是您影响基因健康？“物必先腐、而后虫生”，真的是值得深思的浅显道理！

Part 2

重拾健康

——自我疗愈的10大新思维

『人生』最大的困境，莫过于要去『知道』自己『不知道』之事！

古希腊哲学家亚里士多德曾说："我们不断重复自己的所作所为。因此，'卓越'不是一种表现而是一种习惯！"其实对大部分失落健康的人而言，何尝不是如此？只不过他们的"习惯"作为不只是"偏差"，更是"病态"！许多人的医疗观念、饮食方式以及生活形态早已随主流"迷思"形成多年，长期陷入"坏习惯"的漩涡而毫不自知。

相信当您看完前面的内容之后，在疑惑之际，也许更难接受的是，怎么会有那么多"不知道"的"迷思"呢？不过接下来，脑海中浮现的是"该如何是好"？其实这正是作者撰写本书的目的之一，既然"卓越"可通过"习惯"培养，那么，要冲出"困境"，重拾"健康"，当然也可以从建立"新知"开始！

第六章　以人为本的功能医学

功能医学是一门跨领域的临床医学，应用“整合”及“网际”观念，着重在个人体质及细胞营养/功能上，针对各种可能干扰健康的因素，做整体分析及处理。

“以病为主”的主流医学

现行“主流医学”的“疾病”观念与论述是建立在“牛顿式”科学定律之上的，而随着此科学之发展结果，进一步把所有事、物化简至“原子”层次分析，即以“化约”模式进行（通俗一点来说，就是把任何事物都切成一块块看待），而这个著名的牛顿式“化约教条”至19世纪初更被法国微生物学家巴斯德发扬光大，他提出了影响后世医学深远的“病菌理论”，泛指任何毛病皆因某些“病菌”引起，因此治疗之道在于歼灭病菌。于是带动了医学研究及实行方向几乎都以寻找及消除病菌为主，例如细菌感染造成肺炎，使用抗生素治疗即可痊愈。自此之后，医学的治疗及疾病防治焦点就放在改善卫生、加强消毒、发展各种新型抗生素、提倡预防注射等方面。

与此同时，“化约教条”的引申，一方面注入了“笛卡儿”的“身心二元”看法（即把身体及心灵分开看待），另一方面，更把人体切割成许多部分，成就了各种“专科”以及“次专科”，把“化约”的观念发挥到极致。但很不幸，现行“以病为先”、“药物为主”的“切割式”医疗，存在着许多缺陷与限制。

过度讲究“专科”的结果，反而变成“细微有余、整体欠缺”，而前述许多根深蒂固的“迷思”也因此逐渐形成。这种“以病为先”的切割观念，反映在现实状况，就是各种长期慢性毛病散落在各科领域，于是头痛属神经科，气喘找胸腔科，心悸看心脏科，关节疼痛去骨科，消化不良乃肠胃科，等等，甚至出现“各家自扫门前雪”的现象，患者只好到处“就诊”(shopping)，集各科专家于一身。此外，由于处理的方式只依赖药物与手术，所以往往只是治标。很明显，没有“问对问题”，当然无法得到想要的答案。

由于这种模式行之有年，于是大众观念以此类推，把人体看成汽车一般，整部车子的主体由车身、轮胎、引擎、零组件等加在一起，坏了或缺了某一部分，找到替代零件就可修复（好比手术即可），只可惜“人体”乃属开放性系统，与外界环境息息相关，和汽车或其他机械的封闭式系统截然不同，并不是把所有器官系统通通集合而已，其中环环相扣的“生物整体性”固然不能忽略，无形的“心智”及“灵魂”，更是无法以机械化方式拼凑出来。

显然，这种现行“以病为先”、“药物为主”的“切割式”医疗，存在着许多缺陷与限制，实在难以应对随时空不同、环境变迁而来的新疾病形态，“制式化”的主流医学，自然无法符合广大民众真正的健康需求。因此，未来的医学典范势必以“整体思维”及“个人化”模式主导，这也是生存在“病态年代”中，每个人必须关注的医学新趋势！

如果治疗只追求急速生效方式，过度依赖药物，往往只会陷入浅表层面的短暂效果。

医疗新选择——功能医学

首先，让我们看看下面的实例：

李小姐38岁，个性好强，担任某大跨国企业的一级主管，精明能干、积极进取、做事高效，经常越洋洽商。近年来却常感肠胃不适、胀气、消化不良、容易倦怠，睡眠不佳、思考能力衰退、皮肤容易过敏、关节酸痛、常感冒，并觉得喉咙有异物感、生理期异常等，服药治疗多次，但症状反复，时好时坏。曾走访各专科包括肠胃科、神经科、皮肤科、骨科、耳鼻喉科、妇产科等，但皆认为无大问题，建议疏解压力、适当休息、多加运动及小心饮食。但是李小姐的“健康”并没有“快乐”起来……

上述情况，也许不少人似曾相识，这就是前述“主流医学”的限制及瓶颈。“化约模式”最成功之处，是在于“急性照护”，例如急救、感染、意外、创伤、手术等，却无法应对新的疾病形态，尤其是功能性、慢性、衰老性等毛病。就像前例，李小姐所患的疾病，如果由不同专科医生诊治，就有不同的诊断病名（还记得第二章《找到病名就是找到羔羊了吗》）。因此，她可以被诊断是得了大肠激躁症、失眠症、慢性湿疹、慢性咽喉炎、上呼吸道感染、关节炎、经前综合征、子宫内膜异位症甚至神经衰弱等（通通符合ICD），每一个诊断都反映出一些症状，不过就如同瞎子摸象，摸到的部分都属于大象，却无法了解大象的全貌。同时由于治疗皆追求快速见效方式，过度依赖药物，结果通常陷入浅表层面的短暂效果，无助于解决各种问题反复发作，当然也难以药到病除，甚至未见其利，先蒙其害（药物的副作用），或变成两害相权取其轻的状况，至于有关维护及提升健康的议题，就更是“遥不可及”了！

另一方面，尤其遗憾的是，在“主流医学”引领下，绝大部分民众的医疗观念，也同样停留在消极、被动的层面，身体不舒服时，只知道去找“特效药”。毫无疑问，主流医学的“急性照护”蓝本，难以应对错综复杂的慢性疾病挑战。要打破这一困局，唯有釜底抽薪、扭转思维，重新思考医疗方向，从“问题”的另一角度着手，建立新的典范——从头学习已知、重新认识未知。“功能医学”就是其中符合这种医疗趋势的新时代模式，更是一种医疗新选择！

“功能医学”是什么

基本上，功能医学是一门跨领域的临床医学，应用“整合”及“网际”观念，着重在个人体质及细胞营养、功能上，针对各种可能干扰健康的因素，做整体分析及处理。功能医学认定所有慢性、反复性、衰老性疾病之发生，是起因于个别细胞及组织功能不彰，进而牵连其他环环相扣的器官，令体内系统逐渐失衡而产生疾病，所有这些变化都与饮食、环境及生活方式息息相关。这类疾病发生之前，其实犹如“冰山”形成之看不到的水面下变化，早已酝酿多时。及早了解及处理这些变化就是提供给我们扭转乾坤的“黄金机会”。此外，许多人被各式各样的毛病困扰，但经种种检查却怎么也查不出明显原因，常被告知是心理作祟，实际上往往也可能属这类“冰山水面下”的功能性毛病，若没有适当处理，最终只有步上大多数人所认知的疾病了。

在此，我们就以“糖尿病”为例，走一趟“疾病之旅”来说明。

也许从小时候开始有点肥胖（参考第八章提到的C型生活），青少年时期是垃圾食物及饮料的忠实粉丝（所谓的J世代），至30岁左右常出现血糖波动的相关现象，逐渐至40岁看到饭前血糖偏高（功能性毛病已出现，亦是积极介入以避免糖尿病产生的最后良机），约50岁时终于有“糖尿”现象，60岁不得不长期服药，不到70岁各种后遗症，像神经病变、视网膜病变、肾脏病、心脏病等陆续发生，最终产生多重并发症，经常要游走于医院不同科室之间，“生命品质”纯属奢谈。

从病情进展可以看到，过程中其实有许多可矫正的“黄金机会”，如果一一错过，让情况持续，一旦等到主要器官（胰脏、肾脏、心脏等）的“储备能力”下降至临界点时，迈入衰退就很难逆转，退化性或衰老性病变的出现也只是早晚问题，至此，临床上所看到的，就是“冰山上方”的种种疾病，与各种药物“难分难舍、相伴到老”的时候到了（糖尿病及其并发症）。

因此，为了解决各类复杂的“新疾病形态”，功能医学是以“人”而非“病”为中心，从“整体”评估着手，而非传统“切割式”专科处理。同时应用“全人观念”以了解个人的饮食营养、生活形态、环境因素及心灵状况等背景，再功能医学以“人”而非“病”为主轴，从“整体”评估着手，同时应用“全人观念”，作出“个人化”的健康建议与处理。

由此作出“个人化”的健康建议与处理。像前述李小姐的个案，就是典型需要以功能医学的思考方法，作整体分析、综合评估，才有机会逐步改善。

功能医学的崛起

回溯至20世纪50年代，两届诺贝尔奖得主Linus Pauling博士、生化学家Roger Williams博士及精神医学家Abraham Hoffer博士曾分别提出有关“分子营养学”的概念，倡导以此作为医疗保健的基础，亦即利用各种营养素（食物或营养品如维生素、氨基酸等）提供不同状况病人的需要，以改善细胞功能，重获健康。被誉为“压力之父”的Dr. Hans Seyle更是创立“压力综合征”的大师，让后世了解到“压力”如何影响人体的各种功能性变化。其中Pauling成为“分子医学”的催生者，Williams则建立了“个人生化特质”之概念，Hoffer提出了“生物性精神医学”之说，而Seyle更奠定了现代“行为医学”的地位。这些伟大学者，可以说就是“功能医学”的先驱。

回到当代，从种种观察及分析来看，现代人面对的健康问题，其实高达80%以上都是属于功能性、慢性、衰老性等性质，但可惜现行“主流医学”所专精的，却只是处理急性情况。因此，许多长期受到慢性病折磨的民众，对现行主流医学的不满与无奈就反映在使用各式各样的所谓“另类医疗”上，从东方的中医、针灸、民俗疗法，到西方的自然疗法、脊椎神经疗法、类似疗法，等等。

1998年《美国医学会期刊》就有研究报告，显示全美接

> 有良好健康习惯者，不仅寿命较长，且患与老化有关的疾病的比例相对减少。

受另类诊疗的次数从1990年的4.27亿次攀升至1997年的6.29亿次，短短七年间增加近50%，同时也超出寻求主流医疗的诊次！正由于“主流医学”未能应对及符合新世纪的健康需求，而“婴儿潮世代”对健康的殷切期盼，更远超出上一代，一股力求思维改变、观念移转的运动，逐渐在小部分具前瞻观念的医界中扩散，同时随着“系统生物学”的概念愈趋清晰，推陈出新的“典范”已是因时制宜的自然现象，“功能医学”就是在这种氛围中萌芽崛起。

其实回顾医学文献，早在1980年，斯坦福大学的Dr·Fries在《新英格兰医学期刊》上，早已提出慢性疾病可以经由生活形态的改变而延缓出现，与生理或心理有关之年龄标志（可看作岁月痕迹）更是可以矫正的。虽然当时大部分医界人士，对他的言论只视为理想，但经过18年后，Dr·Fries在1998年再次发表文章，他历经40年，针对1700多位成人所做的研究，结论证实有良好健康习惯者，不仅寿命较长，且发生与老化有关的疾病的比例相对减少，即使发生，也压缩在生命终结前的几年内。

与这个观念一致的功能医学，就是针对当代各种“新疾病形态”，以全人观念切入，深入病患致病的根本因素，以治“人”为主，而非如现行模式，往往属症状治疗，治“病”优先。其实这样的医疗逻辑，是鉴于唯有从基本的“功能”着手，才可能避免器官逐步走向衰退甚至衰竭，而唯有如此，才不致陷入药物式的“治标”限制，符合“治本”的原则。

功能医学的观念在于打破传统的以“疾病分类”及“病史为主”的医疗模式，亦即不以单纯的找出病名作为治疗之依据。

基于上述理念，师承 Pauling 多年的美国著名生化营养学家 Dr. JeffreyBland，在 20 世纪 90 年代初倡议“功能医学”一词，并于 1993 年与一群各医学领域学者，在美国华盛顿州，成立了全美第一所应用“功能医学”模式的医学教育机构，研究治疗及预防各种慢性疾病，是为“功能医学研究院”。历经十余年的发展，全球已有数千名医疗专业人员曾参与训练及研究，其中大部分是各科医生。作者于 20 世纪 90 年代末及千禧年间，有幸成为首位参与学习及研究的台湾主流医生，转瞬之间，功能医学应用于临床上也已七、八年，随着经验累积，愈发体会未来的“医学典范”，应该就是属于这种全方位的整合模式。

功能医学的观念与原则

基本上，功能医学的观念在于打破传统的以“疾病分类”及“病史为主”的医疗模式，亦即不以单纯找出病名及诊断作为治疗之依据。相反的，是先要探讨病人各项功能性问题，了解其饮食方式、生活形态及环境背景作为重要参考，焦点是以“人”而非“病”为中心，依个人特殊需求，利用不同的临床切入方法做“量身订造”式诊疗。

目前“主流医学”对“疾病”之定义，是以体内稳定状态受到干扰，偏离某一标准值为关键，所以病人之检查数据偏高或偏低就是异常，例如胆固醇高、血红素低等，又或器官已出现实质病变。相对地，“功能医学”则是把“疾病”看做是生命中遭遇一连串不协调、失衡及恶性循环后的功能性变化（亦即功能失调），所以特别注重病人的功能性分析。因为是“以人为中心”，所以如何找出疾病的根本因素及诱因，再予以矫正，使体内各器官系统重获平衡，就成为功能医学最重要的工作目标。

为了能够落实有效的“治人”，功能医学应用下列七大原则：

1. 以科学为基础：配合最新医学研究在临床应用上。

2. 个人生化特质：依个人基因需求及个别环境影响。

3. 以“人”为中心：非以疾病为焦点。

4. 动态平衡：考虑身体内、外不同之因素。

5. 网状关系：关注各种环环相扣的生理过程。

6. 健康是活力充沛：绝非无病即健康的观念。

7. 提升器官储备：增加健康岁月而非只是长寿而已。

功能医学的内涵及运用模式

基本上，功能医学的内涵是针对病人的两大背景、六大体内环环相扣的“失衡”状况进行了解、分析及处理，目标就在于重建“失衡”的环节。事实上，绝大部分之功能性、慢性及衰老性疾病就是由于这些互动失常所致。

两大背景：

1. 环境因素：从个人食物、营养、空气、水质、运动、环境毒素等考量。

2. 心灵状况：针对包括家庭、工作、社会、信仰、压力等评估。

六大环环相扣的失衡：

1. “激素”(荷尔蒙) 与“神经传导物质”失衡。

2. 免疫及炎症失衡。

3. 肠胃功能（消化、吸收及菌丛）失衡。

4. 解毒失调。

5. 氧化压力及“粒腺体”病变。

6. 结构性（肌肉骨骼系统）失常。

功能医学与预防疾病

由于主流医学的理念是在于治病，同时又缺乏“全人观”，因此谈到预防疾病，便只有停留在预防注射与提早发现的层次，可是真正预防疾病之道，除了少数特定传染病外，并不是单纯接受某些预防注射即可；提早发现虽然可提高治疗效果，但并不表示就是预防工作，因为真正的预防是“不要发现”！亦即“不治已病治未病”，但显然现行模式离此境界还相当遥远。

环顾十大死因，几乎都是与环境、饮食、个人生活行为有关，因此需要的策略是全面整体，而不能片段为之，更重要的是兼顾教育性与执行力，“通过教育、改变观念”，“了解方向、积极执行”。在这方面，现行主流医学的“被动”、“切割”方式显然无法配合及满足需求，核心价值不同，焦点自然也不一样。

随着庞大的婴儿潮一代（1946—1964 年出生）逐渐步入中年，坐以待“老”的被动思维不合时宜、更属消极。事实上，面对病态年代，以传统“风险评估”原则作为行动依据应用营养品促进健康及减少疾病的年代到来了！

已沦为落伍思维；相反的，采用比较积极的"谨慎原则"才是因应之道。在这方面，最佳例子之一莫过于营养品的补充，1949年的《美国医学会期刊》指出："没有任何科学根据表明，可以从矫正饮食或营养素取得控制癌症的价值。"但50年后，1997年同样在《美国医学会期刊》有文章指出："应用营养品促进健康及减少疾病的年代到来了……太多证据显示可因此增强免疫能力。"物换星移，观念改变，可见一斑。1998年著名的《刺胳针》期刊主编Dr. Horton就曾经阐述医学上的谨慎原则："我们需要事实依据，但不是什么事情都要等100%确定才去做，当人类健康已受到威胁……我们就应依最佳的科学资讯采取行动……。"事实上，凡事都待尘埃落定，大概什么事都不用做，只要等"盖棺定论"就可以了！

1993年，12位全球医界先锋及科学家，云集美国芝加哥，成立了全球第一个"抗衰老医学会"，作为新一代预防医学的先驱，并于1997年开始主办专科医生的考试检定，至目前全球已有15000位专业会员及约600位专科医生，作者于数年前努力通过所有阶段的考试检定，成为全球极少数取得该项完整资格的华裔医生。

基本上，尖端的抗衰老观念，并不是如一般坊间讹传、神话化，纯以商业角度视之，或以鱼目混珠手法、美化外表为主；当然更不该过度夸大，如"秦始皇"般寻求长生不老术，异想天开。正确的"抗衰老"观念是建立在"整合"思维上，通过"功能医学"的应用，致力于恢复、维护及提升各器官功能，避免身体出现"早老病变"状况。

一个新科学要成为真理，不在说服反对者同意，而是反对者慢慢走入历史。

——尼尔斯·波耳

事实上，要真正做到预防疾病，唯有通过了解个人的环境、饮食、生活形态、心灵状况等之互动，以抽丝剥茧作“个人化”的健康评估与处理，同时应用各种“功能医学”的工具与方法分析处理。由于慢性疾病的发生并非一朝一夕，而是冰冻三尺，因此只有在治疗的同时，关注冰山水面下的功能性变化，找出各种失调的原因，再全方位地施以调理，并适当提升健康储备能力，如此才能使我们远离未老先衰，使人生活得精彩。

典范的诞生

“典范”是人类社会一种引领思考与行为的方向，一种奠定事物如何发生的指标。典范的树立，是要经过洞察思维趋势，从中学习，通过智慧，不断超越并启发后世。一旦建立，典范就成为对现实感观的一种潜意识信仰，鲜有存疑。任何典范的诞生，都是划时代的创举，非经数十年甚至上百年的移转，无法显露端倪，而且往往都是在沉默下进行。相信许多人都听过有关中世纪时的地球方、圆争论，从现代眼光来看，似乎荒谬，却历经数世纪才能成共识；地球公、自转之争亦费时百载才知真伪，也因而产生了“革命”(revolution) 一词；爱因斯坦的“相对论”则是20世纪一个“科学典范”移转的最佳例子。相对来说，历史上许多偏差观念，也是花上百年甚至几个世纪建立，无人质疑，而形成常态模式。

第七章 重拾健康的10大新思维

现今要维护或重拾健康，必须从思维观念的转变开始，对健康的议题采取“主动因应”而非“被动反应”，才有“健康大翻身”之日！

环顾中外历史，无知、贪婪、腐败与傲慢几乎掩盖了人类所有的问题，当然也包括健康的问题！今时今日，生活在这个病态年代，自然生存环境已被破坏得面目全非，制造疾病的途径又那么多，要维护或重拾健康，就必须建立一套适合个人的策略。首先必须从思维观念开始，了解破坏与促进健康的真相，唯有如此，才不致落入只是追求一些时髦健身方式，随便吃吃维生素或“排毒餐”等一窝蜂做法，或跟随笼统的“均衡饮食，多做运动”的口号式建议。

1. 从自我觉醒开始：先扭转观念

任何新观念的建立都要历经轻忽、蔑视、质疑、批判到接受的过程，新一代医学概念也同样面对这种考验。近代的主流医疗模式，靠着庞大的资金堆砌，政经力量的左右，成为史上最具影响力的“产业”，这种处处强调效率与科技化，以疾病为中心，药物作基础，机械式的当代生命事业，是否就是最符合我们的健康需求的方式呢？的确，以今日的医学科技，可以很长期地维持人类生命，让百病缠身者苟延残喘，甚至依靠各项昂贵机器维持生命迹象，但这种缺乏人文气息、人性尊严，毫无生态修为的当代蓝本，与生命的真谛相比，差别就在“品质”，所谓品质包括了生命的乐趣、精神及功能的发挥。

事实上，我们正处于人类医学史上最怪异的年代，一方面平均寿命从3000年前的26—28岁上升至19世纪末的46岁，再增加至现在的76—78岁。但另一方面，寿命虽然延长，各种功能性、退化性疾病，却是许多人挥之不去的长期梦魇，能增加的岁月，全靠与各种药物长相厮守，又或依赖各式仪器维持，但难道“长寿”是医疗标杆的唯一选项？对大部分人来说，显然，重点应在于“健康岁月”而非单单寿命延长，要做到这一点，改变思维，更新观念恐怕是必须而非例外。

由于传统医疗观念主要是在“治疗”，所有的人力、资金几乎都是放在疾病上，从各种最新的研究、突破、发现就可见一斑，因此绝大部分都离不开新的药物或新的疗程。只可惜，这些成果并非惠及普罗大众，与拥有健康的意义相比，更只是消极地弥补伤害，而非积极地促进提升健康。正因为焦点不同，大多数人对所谓“预防”的见解，大概就只能停留在预防注射、多做运动、多休息、注意饮食、多吃蔬菜水果等普通常识，对于已失去健康者而言，则只能人云亦云，任随摆布了。

其实，通常的医疗病例，大约只有25%可通过各种医学诊断，经由药物、手术等方法而有效治疗，也只有这部分是现代医疗的最大贡献，其余绝大部分的75%情形是靠身体自行逐渐改善。这种自我痊愈能力，早在2500年前西方医学之父希波克拉底，就称之为“自然疗愈能力”。

因此第一个要树立的观念，就是相信有“自愈力量”！不过这种与生俱来的“力量”，却并非理所当然，特别是在这个病态年代，许多人早已不知不觉中挥霍殆尽，为什么？因为“它”会受到各种“病态”状况左右（参考第八章），所有那些“变数”都会直接影响身体功能的发挥。亦即必须先修正那些“病态”状况，才可能重新把这种“自愈力量”找回来。

第二个要树立的观念，就是对健康与疾病的重新认识，打破“无病是健康”的落伍想法。早在百年前，被称为现代医学之父的Sir William Osler曾说：“知道什么人会得这些病，比知道这个人得什么病重要。”其实，这含义就像印度医学中的一句名言：“想知道一个人过去的生活方式，检视他现在的身体；要预测他未来的身体，则看他现在的生活方式。”

所谓生活方式就是建立在一个人一生的环境、生活形态及饮食方式上，因此，许多毛病的发生都有脉络可寻，而事实上，疾病应看做是生命旅程中，遭受不利健康因素干扰的一种动态过程，揪出这些因素予以矫正，比一味压制症状，更能达到健康的目标。最能彰显这个观念的就是疼痛、发烧、咳嗽、腹泻等情形（参见第三章），这些都是为了保护身体所发出的信息，亦即生命过程被干扰了，不能忽略，但亦无须像现行的当作“疾病”的做法去立即压抑，相反的应努力寻求原因。

许多各式各样的症状，往往只是告诉你身体需要调整，就像冰山水面下的变化，需要积极了解，因为当真正看到“疾病”时，已是冰山水面上的一角了。由于现行医疗观念，对“病”之定义是根据冰山上方的“那一角”，对于酝酿中的变化反倒鲜有关注，所以如果奉行“无病即健康”的话，就难免陷入只依靠药物治疗的医疗瓶颈。其实，真正的预防，就是要看水面下的情形，避免形成“一角”，亦即从日常生活中，找出个人的不利于健康的因素，这些状况往后会陆续提到。很明显，拥有生态修为就不必处处采取攻击消灭手段。

第三个要树立的观念，就是“药物并非唯一可治疗疾病的方法”。从上一篇的真相迷思中，已清楚点出药物的迷思。基本上，除急救外，任何疾病几乎都有另一种“非药物”的治疗方法，从营养矫正、食物调理、草本植物到维生素、矿物质、微量元素补充，甚至“松弛反应”、“针灸”等的使用，都有不同程度的治疗效果。例如有慢性炎症时多食用消炎、高抗氧化食物（参见表 9-5、9-6），避免发炎及高升糖指数食物就是最基本的治疗方法，加上草本植物的应用等，就构成很好的另类治疗选择。又像压力大时增加维生素 B、C 摄取，“铬”可改善血糖代谢，“镁”调节肌肉紧张抽搐等。

第四个要树立的观念，就是“健康是掌握在自己的手中”。真正的疾病预防，并非只是定期照照 X 光，做一些胃药物并非唯一可治疗疾病的方法。

镜、超声波或切片检查，冀望提早发现或侦察出一些病灶而已，真正的预防是“不要发现疾病”！是从平常生活、饮食上扎根，针对个人特别需求（体质、环境、工作背景），以“全人”考量，应用营养方式增加健康本钱（器官储备），提升健康层次，并树立起健康须自我负责的态度。新一代的医学思维，是从过去着重找出疾病，转移至关注得病前之“功能性”变化，这些变化其实与我们的生活环境及饮食营养息息相关，亦即掌握在个人的行为选择上。许多人愿意花大笔金钱购买“人寿保险”作健康保障，但效果却不是“益寿”，更无健康可言，难道目的就是为了等着理赔？等着治疗不幸的“危疾”？还是让受益人伤心欲绝？因此，唯有争取健康“知识”而非巨额“投保”才是真正的健康保障！

第五个要树立的观念，就是要有改变观念的决心，这大概是最难的一关。为什么？因为先入为主的“认知”往往已成为“信念”，难以动摇，大部分人通常认定常看到、常听到的就是事实，这也是广告业能成为全球最大产业之一的重要原因，单是美国，广告业每年就有高达2300亿美元的产值！如前述，医疗产业已成为全球最大“产业”，相关的事业特别是利润丰厚的制药业，自然成为广告业的至尊上宾，通过各种渠道，推广药物不遗余力，事实上，没有厂商愿意推动明知有效，但毫无专利利益的维生素或鱼油！

另一方面，社会上塑造出的医生形象是充满学问、甚具权威、不能质疑的专家（至少过去如此），于是观念中，医生、药品就是解决病痛的最佳，甚至唯一选择。许多人习惯消除疾病不等于带来健康！更何况大部分消除的，只是被药物抑制的症状！

了这种医疗模式，早已摆脱不了“不舒服→生病→看医生→打针吃药”的制式做法，把自己所有的健康问题，变成是他人（医生）要解决的事情。如此一来，生病者就是受害者，没有责任，也顺理成章地接受医生的所有治疗方式，年长者更抱着“年纪大，机器坏”的心态，就算发生药物的副作用，也只能叹一声“莫可奈何”！

当普遍的信念都是如此时，大多数人实在难以跳出这种被动的、无形的框架。但这种传统的陈旧医疗逻辑，正是无法应对当代复杂疾病形态的主因，因为消灭疾病不等于带来健康！更何况大部分消除的，只是药物抑制的症状！很明显地，唯有愿意转变想法与选择，才能孕育出新的思维，获得一个强而有力的工具去改变“健康命运”。毕竟，我们的“感观”、“看法”与“预期”往往就是影响身心健康最大的前提。

基本上，如果以上几个观念都能全部树立，您大概已进入了自我觉醒的境界，亦即踏出了真正关怀健康的第一步，常言道：“好的开始是成功的一半。”对健康而言，何尝不是如此？

2. 不要依赖医生得到健康

医学领域浩瀚如海，既复杂又不断改变，每天都有新的研究、新的发现，一时说咖啡有害、一时又说咖啡能喝；一下子说巧克力不好，过一阵子又说巧克力有益心脏，真是莫衷一是，令人无所适从。事实上，据估计，每周来自全球各地的医学文献超过 7000 篇，实在没有哪一位医界人士能同您所咨询的医生越“专”，得到的健康答案恐怕就越为狭窄。

步跟上，况且其间尚有许多具争议性的，因此，也没有哪一位医生能追上每一项改变，或了解每一个转折。但遗憾的是，有些医生根本从来不想花时间去尝试，一方面固然是“忙碌”(服务？赚钱？)的原因，但“本位主义”恐怕也是主因之一，尤其是成为专科医生或贵为教授级医生之后，绝不轻言相信其知识以外的观念。

由于现代医生的培养，基本上是一种“社会化”过程，其间历经披荆斩棘的各种考试、训练，由人群中脱颖而出，从金字塔中成长，好不容易独当一面，难以接受所学多年的模式具有瑕疵，更无法承认过去的专业有误区，甚至错误的可能，这种属“羞耻心”的人性弱点，正是使得大部分医生无法转变观念的原因之一。

说来讽刺，医生原是最了解人体结构的专业人士，但现代的医生与创造健康却几乎毫无关系，实际上，医生的平均寿命甚至比一般人短！为什么？因为他们所关心的只是消除“疾病”，而这些所谓疾病，又大多数是一堆更深层次疾病的症状，例如糖尿或高胆固醇等。并不是说治疗糖尿病或降低胆固醇不对，而是这只不过是反映部分画面而非图像全貌，是大树而非森林！如果把人体看作一部生物汽车，现代的医生大概只会做零件修理，而不懂保养维护，但可知道汽车零件易找，人体器官可是一个难求！

事实上，造成这种荒谬现象是有其原因的，除了前述状况外，还有以下的因素：

- 过度专科化：对于主流医学来说，本位主义之外，当身体有某一部分不舒服时，绝对牵动心灵，同样地，当“心灵”遭受挫折，又何来健康的身体？

更由于医学知识太广泛，需要知道的太多，但实际知道的又太少，因此各专科的划分越来越细。专科的设立正可减少学习知识的范围，每一位专科医生就可以依自己的范畴发挥，针对某一特定部分处理，驾轻就熟，“不确定”与“出错”的机会就大大减少。只是如此一来，您所咨询的医生越“专”，得到的健康指导恐怕就越为狭窄，您所能关注的自身健康状况也就越为片面！

- 缺乏全人观：除了过度专科外，整体观念亦是当代医生所欠缺的。长久以来，由于主流医学把身体与心灵切割，只重视看得到、摸得到的身体器官（受“唯理主义”主导），认为只凭感觉的“心智”和“灵魂”是虚无缥缈的东西，只属于宗教或精神科医生的事情。但从“整体系统”的观念看，缺了灵魂，大概就只剩下空壳的身躯了。实际上，当您有某一部分不舒服时，绝对是牵动整个身体以及心灵，同样地，当“心灵”遭受挫折，又何来健康的身体？牙痛只是牙齿难过吗？当然不是。很明显，这都是环环相扣的，健康诉求是全面的。

- 与病人互动时间太短：《美国医学会期刊》1999年的一篇研究报告中指出，医患在门诊互动时，患者的主诉时间在仅仅23秒后，就会被医生打断。实际上，医生往往只选择病人一、两个问题来探讨，而没有仔细聆听病人的所有问题。“三长两短”（挂号排队“长”、候诊时间“长”、领药等候“长”，以及看诊时间“短”、医生的话“短”）是大部分民众普遍不满的就医问题，是病患太多、时间不够、制度使然，还是已成习惯？但不管是哪一种，最终受影响的当然还是就诊的普通大众。

● 保险制度：这是另一个看似合理，实则荒谬异常的事情。当代的医患关系不是建立在互信的基础上，而是先要符合健康保险接受的范围，纸上作业取代了诊断关怀，各种医疗保险法规造就了“保护医学”（保护医生、迫不得已?）而非“预防医学”（预防疾病），保险制度只对“患病”进行赔付而不付“健康”支出，病得愈重、诊断愈多，给付愈高，“深切治疗”的一天费用可高达1500~2500美元，但健康回报却是低得可怜。试问哪一位医生可以免费作健康咨询？更何况传统医生的训练是要去“治病”！说实在，保险业可真是绑架了医疗业！想依赖“健康保险”得到健康，简直就是痴人说梦，缘木求鱼！

● 尚有一个重要因素则是与医学教育有关。由于对医生多年来的培养与训练主要是在诊断与治疗，因此只要一把“病”命名了，接下来就是一堆药物，虽然许多时候把这个“病”（症状）治了，却往往造成了另一个“病”，这种情形在临床上并不少见。例如您被诊断血压高了，服用降血压的钙离子阻断剂，不幸引起了食道贲门松弛（药物副作用），造成胃食道逆流，常常出现灼热感、胃不舒服等症状，但医生不是换药，而是增加治疗食道逆流的药物例如PPI（质子帮浦抑制剂、可阻断胃酸分泌）或胃乳片（制酸剂），结果胃酸长期被抑制，阻碍了维生素B群的吸收，造成末梢神经的问题（尤其是糖尿病患者），这个时候，您大概又多了一些神经科的药物……想想，药物除了无法促进健康外，最后结果，反而是一药加一药，真的是“药物伴我行，医学并不像一般人所认为的全属科学领域，也不是每个医学行为都能够以纯科学方法印证。

不必相送了”！

从以上现象，很清楚显示，没有新观念的主流医生，实在是很难提供您需要的健康知识，不是缺乏“工具”，而是当他们的“工具”只有一把铁锤（药品）时，无论什么问题都变成只是一颗钉子（病名）罢了！

3. 尊重“复杂理论”与“不确定原则”

自从17世纪牛顿被树上掉下来的苹果砸到后，医学发展的理论基础，一直就奉直线型的因果关系为圭臬。人是因为得了“疾病”而生病（请见第六章），这个观念长久以来已成为主流医学的中心思维，一般民众亦以此为当然现象。不过，如果读者是从头开始看本书的话，到这里相信已有不同体会了。

事实上，虽然医学采取了许多科学的工具及法则，但并不像一般人所认为的全属科学领域，也不是每个医学行为都能够以纯科学方法去印证。科学讲究的是可测量、可预测、可复制，但是谈到所谓的关怀、感受、同理心、心灵、社会文化等方面时，便无法完全科学化了。从另一个角度来看，人体是如此复杂，又岂能只以一堆数字或一些测量，就当作机器般看待修理？因此，除非能有一个很好的道德架构，否则纯以科学应用到医学便是一场灾难！为什么？因为医学所面对的“人”，除了无法具备精准“预测性”外，还有许多“不确定性”的存在，绝不只是一堆统计数字！

但现行模式却常常依赖统计去做决定，手术的成功率、治疗的愈后、药物的作用与副作用等，无一不是在“压宝”，应积极促进健康，而非消极等待疾病。

但医生在行医时所面对的每一个病患，却都是充满血肉的生命，而不是所谓的“平均个人”，更不是冰冷的一堆数字。因此，应用医学上的统计绝对是因人而异，必须加上社会层面、文化背景作考量，亦即要有“艺术”的内涵，包括了个人承诺、有效沟通、怜悯之心和莫大勇气，而不应只以数字高低作为所有医疗准则，毕竟，谁是“平均个人”？谁又愿意是“平均个人”？马克·吐温曾说：“世界上只有三种谎言：谎言、天大的谎言和统计。”真是令人玩味！

实际上，每个人都有独特之处，从体质到环境，从饮食到生活方式，没有完全一样的。遇上健康的问题，往往可能是不同表现的某类疾病，而不是不同表现的各种疾病，例如您得了心脏病、糖尿病、高血脂、痛风症，不见得是表现不同的四种病，而是所谓的“代谢综合征”的四种不同表现，背后更是隐藏着饮食不当、营养失衡、慢性发炎、氧化伤害、环境毒素与个人压力等因素（请见第八章），这就是为什么了解致病的原因，比知道疾病的名字重要。现行医学不是以“人”而是以“病”为中心，忽视了“复杂理论”，亦无法面对“不确定原则”，作为一般民众，实在要有主动因应健康的态度，才不至于生病时事事陷入被动反应，甚至病急乱投医。能积极面对健康，而非消极等待疾病，就是一种尊重“复杂理论”与“不确定原则”的表现！

本节与前面两节所提到的思维与建议，都属于观念性的策略，本书不厌其烦地强调“观念”，是由于观念往往演变成信念，主导了个人或社会的方向。作者不希望本书只不过又是一本“速食式”的书籍，提供一些快速生效的片面短暂方法，因为健康的建立绝非朝夕可成，缺乏正确观念，很容易就人云亦云。况且一般民众的医学知识很多时候是从广告媒体而来，一窝蜂的羊群心理也就随处可见，希望有心的读者能多花些时间参透了解。唯有愿意付出，才能迈向“健康人生”的旅途，一个不设定终点的快乐旅程。

以下的讨论是配合观念落实后的策略。

4. 不可忽略的体内烽烟：慢性发炎

21 世纪不只是一个“病态年代”，更是一个“炎性世界”（可同时参考第九章），很容易就成为“易燃”一族，不过大部分人只要遇上发炎，想到的第一件事就是消炎。但其实炎症的真正问题，不在于短暂的红、肿、热、痛等症状，而是代表了整个免疫系统的活化，牵动全身，看得到的发炎像被蚊子叮了，与隐藏在体内的慢性发炎截然不同，更是绝不可忽略的状况。这些属于“文火”的慢性炎症，几乎是所有退化性病变的元凶，特别是许多状况是因“炎症”存在才产生问题的，最典型的例子莫过于胆固醇，因为只有血管壁发炎，才会导致胆固醇沉淀，造成血管阻塞，这也是为什么不能轻率地以为降了胆固醇，就“心旷神怡”了。

基本上，不管何种原因造成发炎，最终都是免疫系统的活化，活化的结果自然可引起全身性的问题，这也是“牙龈炎”可导致心脏病，“慢性肝炎”活动时也可产生肝昏迷的原属于“文火”的慢性炎症，几乎是所有退化性病变的元凶。

因。此外由于肠道是人体最大的免疫系统所在（请见第九章），慢性炎症与肠道的关系至为密切。肠道就好像一道“马其诺”防线，牢牢地保护住人体，防止外物随意进入血液中，但一旦防线被戳破，例如长期压力、感染、过敏（食物或化学物）、药物（特别是消炎止痛剂、抗生素类）等，就会导致外敌入侵，接着当然是号角响起、激战难免，亦即体内出现“发炎免疫”反应。

在此，试举两种很常见的毛病，都是属于这类慢性炎症，但认知上都偏颇了，它们就是气喘（哮喘）和大肠激躁症（或过敏性大肠）。很多人都以为“气喘”只是空气污染因素造成，而“大肠激躁”则是精神官能的问题，但实际上，两者同属慢性炎症。空气中的花粉、灰尘、尘螨或动物毛发固然可成为过敏原，但食物过敏（特别是隐藏型）或长期无法疏解的压力引起也不在少数，当肠道受到刺激，只要出现免疫系统的活化，产生“肠渗漏”（第十章），就可引起支气管发炎而导致气喘。同样地，当饮食错误，消化能力不佳，大肠内出现菌丛失衡，产生炎性变化时，大肠激躁症亦因此产生。

所以，忽略了炎症因素，往往只是改善症状，却又要面对反复发作。由于潜在性的发炎不易察觉，所以平常就应注意自己是否已属“易炎成员”（表9-7中的问题有五个或五个以上回答“是”，则属“易炎成员”），以免体内烽烟四起，隐藏了星星火苗，甚至埋下了定时炸弹。因此唯有以整体观念分析，并开始饮食调整，营养矫正，才能避免成为“烈焰”人士。

病态年代的饮食、生活方式，让许多人的抗氧化物不是产量不足就是消耗过量，造成“氧化压力”，从而危害健康。

5. 注意体内出现“生锈”——氧化压力现象

“生锈”与“发炎”可以说是致病的“最凶搭档”，这两者往往同时出现，也都是危害健康的高手。简单地说，所谓“生锈”就是代表“氧化压力”，指的是体内的“自由基”过高。只要继续呼吸，生命无时无刻都需要能量，能量的来源有赖细胞利用消化的食物与“氧”去进行“燃烧作用”(犹如汽车利用汽油来驱动)，不过这是有代价的，也就是在燃烧过程中，产生了一种非常不稳定的“易燃”物质，即“自由基”。由于易燃，所以自由基可以到处搞破坏，包括细胞、组织、脂肪、蛋白质、DNA 等，这种破坏在医学上称为“氧化压力”，很明显地，这是生存的成本。

其实在演化过程中，人类为了应付这个成本，体内早就具备了一套因应机制，即所谓的“抗氧化系统”。通常在正常状况下，这系统制造各种“抗氧化物”以平衡氧化状况，不致造成伤害，同时适度的自由基，也是对付入侵之病毒及细菌的最佳武器，具有特殊功能。只可惜，病态年代的饮食、生活方式，却让许多人的抗氧化物不是产量不足就是消耗过量，结果，不知不觉产生失衡，造成“氧化压力”，从而出现危害健康的情况。

基本上，“自由基”是一种氧化产物，也是一种毒素(参考下述第 7 大思维)，就像金属暴露在空气中所产生的“锈”，或削了皮的苹果放久变“黄”。至于人类，产生自由基最主要的原因之一，却是经由进食而来，吃得越多，自由基产生越多。这听起来也许令人有点纳闷，进食不是补充营养？其实就像开车一样，车子发动，燃料（汽油）经过作用后开始燃烧，废气（自由基）也跟着产生；同样地，食物进入人体，消化了变成燃料，在细胞内燃烧制造能量，自由基（废气）也伴随而来，食物越多，产生的自由基也就越多。

表 7-1　与氧化压力有关的疾病

• 退化性神经病变：老年痴呆症、帕金森氏症、多发性硬化症
• 眼科疾病：白内障、黄斑退化、青光眼
• 心血管疾病：动脉硬化、心脏病、脑中风、高血压
• 癌症
• 慢性关节炎
• 皮肤老化
• 慢性疲劳综合征
• 酒精性肝疾病
• 慢性肝炎及肝硬化
• 糖尿病
• 慢性大肠炎
• AIDS

所以如果体内的“抗氧化物”低于食物带来的自由基，那么“氧化压力”自然就出现。这种情况最易发生在不良的饮食方式上，例如常食用“抗氧化物”含量低及易氧化的食物（通常都是加工食品），像热量高的零食、速食、快餐、垃圾食品都是典型的不良饮食。事实上，氧化压力的来源可经由内部产生或外来引起，内部因素包括各种感染，发炎变

人类体内的自由基，主要是经由进食而来，吃得越多，自由基产生越多。

化、血糖代谢不良，营养素缺乏，例如欠缺矿物质、维生素A、C、E等。外来因素则大部分是因各种环境毒素、重金属、吸烟、酗酒等而来。

自从20世纪50年代加州柏克莱大学的Dr.Denham Harmon提出“自由基”会致病及造成老化的理论后，半世纪以来，相关文献数以万计，越来越多资料显示许多慢性、退化性疾病都与“自由基”过多有关，亦即出现了“氧化压力”的情况。事实上，所有的老化过程都少不了它的存在，从简单的皮肤皱纹到严重的癌症，都有氧化压力的影子，更几乎是所有重大疾病的终极变化过程。显然，要重拾健康，主要的策略之一，就是了解个人体内氧化压力状况并掌握抗氧化的能力，可惜现行“西医”对这个部分欠缺认知。

基本上，要降低体内的“锈”，不外乎减少自由基的产生与强化抗氧化系统两种方式。在日常生活中，我们可通过下列方法来进行：

从饮食

- 降低高热量食物，例如速食、快餐、甜点、油炸烤烧类，避免精致面粉产品如白土司、面包、白面食等。
- 增加抗氧化物丰富的食物，例如颜色鲜艳的蔬菜水果，像十字花科、深绿色叶菜类等。
- 减少糖类食物，谢绝砂糖或人造糖精。
- 避免错用油脂，例如人工油（转化油）。

从环境

- 避免抽烟及二手烟，两者的自由基皆超过一千种。

从简单的皮肤皱纹到严重的癌症，都有氧化压力的影子，更几乎是所有重大疾病的终极变化过程。

- 注意各种环境毒素。
- 减少暴露在空气污染的环境中。

从生活方式

- 运动，要规律而非过度。
- 睡眠，争取每天至少七至八小时，且尽量不要超过晚上十一点就寝。
- 适度减压（参考第8大思维及第八章）。
- 培养性灵。

从营养物补充

适当摄取抗氧化物与维生素具有重要的价值，尤其是忙碌的现代人更是需要，不过，这也是大部分“主流医生”欠缺认识与漠不关心的（参考下述第9大思维）。

6. 慎选个人食物，避免隐藏性不良反应

食物、空气及水是人类三大基本生存元素。谈到“饮食”，我们必须对肠胃功能与食物之关系有所了解（参考下述肠胃功能章节）。不过，食物虽然重要，但并非能入口的就是食物，吃了不适合自己的食物反而会后患无穷。其实常遇到或听到的急性过敏、食物中毒、急性肠胃炎等固然令受害者体会深切，但真正潜在的问题却是“隐藏性的食物过敏”，它对健康的影响往往超乎一般人的想象（有如蝴蝶效应）。事实上，食物过敏是最易受误解、被忽略、遭争议的毛病，但要重获健康，却是必须了解的首要议题。

所谓“食物过敏”，依据欧洲过敏及免疫学学院最新之

并非能入口的就是食物。

界定，为“食物不良反应”中的免疫性反应，其他可引起“食物不良反应”的尚包括立即性的毒素反应（即通常与细菌、化学物质污染或添加物有关之食物中毒）与非免疫性反应（如对食物耐受不良或食物中具药理作用等）。此外，食物过敏又可分为以下四种形态：

第Ⅰ型：立即型（急性）反应

第Ⅱ型：细胞毒性反应

第Ⅲ型：免疫复合体之延迟型（慢性）反应

第Ⅳ型：T细胞（一种淋巴球）活性化反应等

每种形态皆有其不同之处，通常一般民众所认知的过敏，属第Ⅰ型，仅占临床食物过敏的约15%—20%，症状明显，也非常吓人，例如吃了海鲜后全身红肿（荨麻疹）。但事实上，深具临床意义且是我们应该了解的，是第Ⅲ型，占食物过敏发生率高达80%的延迟型（或称为隐藏型更为贴切），因为许多慢性、周期性毛病与其密切相关。要了解个中奥秘，必须先了解什么是“食物过敏原”，而存在时又会对人体造成什么伤害？

一般而言，凡是能与人体免疫球蛋白（抗体）结合产生反应的任何食物分子，皆可称之为“食物过敏原”，最常见的食物过敏原，包括时常被强调为“有益健康，促进发育”的牛奶、乳酪（芝士）、鸡蛋、豆类，以及一些鱼类、谷类等（作者过去曾测试超过五百人次的食物过敏原，前三类就占了过敏食物的70%），但为什么如此“健康”的食物，竟然是许多人之慢性病的重要根源？说起来，这只不过是印证“一个人的食物是另一个人的毒药”这个道理吧！当然，也显示了“复杂理论”与“不确定原则”的一面。

事实上，人的一生中摄取数以十吨计的食物，显然食物就是挑战免疫系统的最大的过敏原来源。因此，食物的摄取得当与否就变得非常重要，若食物变成过敏原，非但不能提供营养，反而变成身体的负担，得不偿失。至于食物为什么会成为过敏原，除了与肠道功能及免疫状况有关外，解毒能力（下一节）与进食烹调方式也有影响，其他像个人遗传体质、情绪控制及运动状况也扮演一定角色。通常，当免疫系统遭到“食物抗原”刺激后，体内白血球、抗体、炎性物质等就不约而同齐聚一堂，不过可不是“共襄盛举”，而是来一个“警匪枪战”，后果当然是战况激烈，细胞遭殃。

人体中有五大类免疫球蛋白抗体（Ig），其中IgE就是通常发生立即型食物过敏的代表抗体，而产生延迟型（隐藏性）反应的则是IgG。当食用了过敏的食物后，该食物会被免疫细胞视作“恐怖分子”予以攻击。免疫系统反应过度或防卫过当，善良老百姓（正常器官组织）当然连带受害，这种伤害无一幸免，许多慢性、周期性的毛病与之密切相关。

近年来研究发现，延迟性食物过敏与儿童的皮肤湿疹、气喘、多动、注意力不集中、自闭症、慢性中耳炎及鼻炎、异常尿床、身体过度瘦小、缺铁性贫血等都有关系。此外，成人的慢性肠胃炎、大肠激躁症、肠胃功能失调、胃溃疡、反复性口疮（溃疡）、慢性关节炎或关节肌肉疼痛、反复性皮疹、荨麻疹、皮肤炎、慢性疲劳、不明原因水肿、晕眩、咽喉异物感、贫血、容易呼吸道感染、自体免疫疾病、精神避免过敏食物，除可降低发生与过敏有关的疾病外，长期而言，更可避免及预防一些癌症的形成。

官能症如焦虑、忧郁症等，都与之关系密切。由此可见，这许许多多的慢性毛病，若未能适时考虑食物过敏的因素，治疗必事倍功半，要重获健康也备增困难。

因此，了解个人的过敏食物，可提供更为正确的饮食方向，避免过敏原不断刺激增加免疫系统的负荷。这样，除可降低发生与过敏有关的疾病外，长期而言，更可避免及预防一些“癌症”的形成。事实上，病态年代的另一特色，就是食物过敏的发生率节节上升，除了因为环境不断恶化、化学毒素充斥、食物本质改变、生活压力升高外，母奶喂食不足与剖腹产过度利用亦是重要因素。最近更有研究报告指出，某些食物过敏者，在误食过敏食物之后从事剧烈运动，可诱发休克而猝死，显示出要吃对食物实在太重要了。不过由于食物过敏所牵涉的相关因子颇多，所以还需配合个别分析，才能让我们在享受美食之余，更能“吃出健康”。

7. 毒性世界——没有无毒之家，唯有加强解毒能力

“病态年代”除了是“炎性世界”，也是个“毒性世界”，事实上，现今地球已无任何地方幸免于毒素之外，可说人人中奖，永不落空，只不过有些人接触较多，例如在职业、地缘上处于高度污染的环境，以及错误饮食、抽烟等。

虽然目前已有堆积如山的研究，显示高达90%的癌症和退化性疾病是环境毒素、饮食方式与基因互动之作用，但大部分人仍然把这些疾病归咎于遗传及运气。常听到一些人不耐烦地说：“某某人抽烟、喝酒一辈子，好得很，为什么刻薄自己，诸多限制？”确实偶尔有些人的解毒能力与众不同，

得天独厚，可过些不良生活而安然无恙。但更大部分的人，可没有如此幸运，他们的体质（基因特性）需要健全生活方式、良好饮食、充足营养素（维生素、矿物质、必需脂肪酸、植物化学素等）才能发挥及保持其解毒机制，免于百毒缠身。但环顾当代生活方式与饮食状况，又有几人能符合要求？这也是为什么癌症如此猖獗，人人闻之色变的原因！

因此，懂得降低毒素负荷与强化解毒能力，实在是现代人必须选修的生活课程。至于人体为什么需要解毒？当然是因为毒素干扰了所有细胞功能，造成各种病变，从单纯疲累到严重癌症皆与毒素作用有关。

严格来说，坊间常谈到的“排毒”，医学上并无类似状况，实际情形是身体对有害物质须先进行“解毒”，再予以“排泄”。排泄是把体内不要的东西排出体外，包括从尿液、粪便、汗水、呼吸、皮肤等，绝大部分被排出的废物都是在“水溶性”状态下进行。由于毒素大多是“脂溶性”，所以先要转化成“水溶性”，而这个工作主要就是由肝脏负责。事实上，“解毒”可看成是“排泄”的前置作业。很明显，成功的解毒，在于良好的肝脏解毒功能，配合健全的排泄系统才算完整无缺，是需要全盘性的考量。许多人迷惑于花哨的排毒方式，试想，有多少机会可以“少劳多得”呢？

尽管当代实在已没有“无毒之家”，但通过一些生活方式改变及饮食习惯矫正，先求减轻毒素负荷，再针对个人需求，增加某些营养素的摄取，提升解毒酵素活力以加强解毒能力，还是可望“出百毒而不染”。

毒素干扰了人体所有细胞功能，造成各种病变，从单纯疲累到严重癌症皆与毒素作用有关。

以下就是减轻毒素负荷的方法及加强解毒能力的途径：

减轻毒素负荷的方法

掌握下列原则，可把个人毒素负荷降到最低：

• 不抽烟，烟草的害处有如繁星点点、数之不尽，二手烟更是如此，估计抽烟可产生超过4000种有毒化学物质及1000种自由基，有关这方面的知识，普遍都有相当认识，本书不再赘言。只有特别提出两点，第一，从流行病学的角度观察，抽烟加上酗酒者罹患癌症（包括口腔癌、食道癌与肺癌）的风险增加十倍；第二，从营养医学的研究，许多植物化学物具有中和烟草产生的致癌物质（表7–2）的能力。

表7-2　可中和烟草致癌物的植物化学物

植物化学物	含有的植物
Isothiocyanates	菜花、大白菜、芥蓝菜
异黄酮类	甜菜、蓝莓、红莓、草莓、樱桃、葡萄
多酚类	绿茶、咖啡、黑巧克力、红酒
类胡萝卜素	胡萝卜、番茄、地瓜、南瓜、西瓜
叶绿素	绿叶蔬菜、菠菜、莴苣
有机硫化物	洋葱、大蒜、姜

• 避免吃过熟、熏制、碳烤、烧烤食物，特别是肉类，因为所产生的PAH、亚硝胺及杂环胺化合物（HCA）皆为非常明确的致癌毒素。

• 避免腌制食物，制作腌制食物用的硝酸与胃酸作用后会产生亚硝胺；香肠、火腿、热狗、超级市场的即食冻肉等皆是。

- 减少肉类脂肪，包括红肉、家禽、鱼类等，因为大部分毒素皆为脂溶性，皆残留在脂肪之中。

- 避免重金属污染的海产，各种大型鱼类包括鲨鱼、旗鱼、鲔鱼等含汞量普遍较高。

- 减少化学性居家用品，例如厨房清洁可用肥皂水与苏打粉代替洗洁精，也可用白醋或柠檬及热水洗碗盘等。

- 注意化学性的化妆保养品。

- 避免干洗衣物，可免则免，至少不要马上放进衣柜。

- 保持室内通风，避免空气芳香剂，安装“高效能浮粒吸收过滤系统”（HEPA），添加室内植物。

- 减少紫外线及放射线接触，从事户外活动时做必要防晒措施（防晒霜以 SPF15-30 之间较为理想），避免上午十一点至下午三点的阳光，同时不接受非必要的 X 光摄影。

- 充分洗濯蔬果，用流动的微温水洗五分钟，可将残余农药降至最低。

- 健康的饮水，如有可能，务必安装逆渗透（RO）过滤系统，或活性炭滤水器，饮用瓶装水则必须注意制造品质。

- 有机食物，尽可能选择有机蔬果、蛋类、肉类、乳酪等。

- 压力控制，参考下一节。

加强解毒能力的途径

人体有两大解毒系统，第一个就是前述的“抗氧化”系统，产生抗氧化物，中和过量的自由基，平衡氧化状况；另一个则是专门针对环境（各种外来毒物）及体内毒素（经消环境、饮食、需求不同，解毒酵素的活力也会随着改变。

化及新陈代谢所产生)。当中超过75%的内、外毒素都由肝脏处理，这部分就是我们必须知道的“肝脏解毒”。

肝脏是人体第二大器官（第一是皮肤），第一大腺体(制造与分泌有用物质)，执行超过500种不同工作，包括代谢功能；制造各种蛋白质，像脂蛋白、胆固醇、凝血因子等；产生及排泄胆汁，活化酵素；储藏作用包括储藏肝糖(以作能量之用)、维生素及矿物质；血液调节（每分钟有近2000毫升血液通过)；分解多余氨基酸转成尿素排泄；而更重要的当然就是“解毒作用”。

基本上，肝脏解毒牵涉超过百种以上的酵素，来自一个叫“CYP450酵素”的系统，每一个酵素会特定处理某一种化学物（毒素)，由于每个人拥有酵素的能力不同，也就造成为什么有人抽烟一辈子没肺癌，但有的家庭主妇从不抽烟却不幸患上，个中原委就是跟特定解毒酵素有关。当然因环境、饮食、需求不同，解毒酵素的活力也会随着改变，通常解毒可经由下列三种方式进行：

1. 分解毒性物质变成无毒分子。

2. 改变毒性物质变成水溶性再排泄（是最常用的方法)。

3. 转变毒性物质成另一种分子（结合作用)，再经其他酵素处理。

以下是一些解毒异常的状况，如果有此经验就要注意了：

- 对饮酒反应异常：“少酌”即倒，或“千杯”不醉。
- 对咖啡敏感：“浅尝”即令好梦难寻，或“狂饮”

仍可呼呼大睡。

● 容易对香水及环境化学物感到不适。

● 吃沙拉会过敏。

● 在餐馆用餐后容易引发气喘、皮肤炎。

● 吃大蒜后会不舒服。

● 容易对化学物、化妆品过敏。

● 吃芦笋后小便味道很浓。

● 脸色较黄。

● 特别容易得某些疾病：如老年痴呆症、风湿性关节炎、乳癌、前列腺癌等。

(1) 从饮食上强化解毒的方法：

● 有针对性地加强 CYP450 酵素系统：可增加食用维生素 C、含铜、锌、锰的食物，如生蚝（但要注意污染问题）、坚果、核桃、杏仁、大麦、全麦、燕麦、豆类、蛋类等。

● 增加含解毒酵素食物：新鲜蔬果、鱼类（排除含汞高的）、十字花科蔬菜（西兰花、菜花）、核桃、酪梨（牛油果）、柑橘类水果、洋葱、大蒜等。

● 高质量蛋白质不能缺少：有机蛋、土鸡、有机乳酪，或一些植物蛋白，像青豆、绿豆、有机大豆等。

● 提升“结合作用”：多食用深绿色叶菜、全谷类、荚豆类（扁豆、黄豆、黑豆、四季豆）、柑橘类（柳橙、柠檬、橘子）等。

● 增加纤维素：燕麦、水梨、苹果、荚豆等。

● 可增加食用下列香料（调味料）：黑胡椒、胡椒粉、肉桂粉、咖喱粉、丁香粉、小茴香、迷迭香、姜黄粉、姜丝。

“压力”本身并无好坏之分，但却有累积效应，关键是该“压力”所引起的体内化学变化，以及对健康带来的伤害。

- 饮用清洁过滤水：每天保持1500—2000毫升。
- 谨慎食用葡萄柚：会降低某些酵素活性，对一些药物，例如降血压药中的钙离子阻断剂、镇静剂、一些抑制免疫药物等会产生代谢缓慢情形，易造成药物毒性增加，食用时须注意。

(2) 适当摄取营养品以加强解毒

针对个人需求，具有特殊意义；请参考第9大思维。

8. 从生活上改善抗压能力的三大方法

现代人最常听到的两个字，大概非“压力”莫属，无论您是哪一个阶层、何种职业，不分男女老幼、教育程度，毋庸置疑，当代人类生活史上最大的转型，就是每天要面对各种排山倒海而来的“适应压力”。每个人都有不同的“压力”经验，很多人认为：“谁无压力？”于是抱着一种无可奈何、默默接受的态度。其实“压力”的严重性，不在于如何发生而是如何反应，反应包括了我们的身、心层面。同样的“压力”，有人可激发潜力，表现更好，但更多人却是无法应付而出现种种问题，成为“人累”。基本上，“压力”本身并无好坏之分，但却有累积效应，关键完全是看该“压力”所引起的体内化学变化，以及带来的健康上的伤害。一般来说，在我们一生当中，凡遇到任何“需要”处理和解决的人、事、物，超过个人的应付能力时就会构成“压力”，套用一句商业用语，就是：“需求大于供给”或“入不敷出”！

显而易见，拥抱健康很重要的一个条件，就是具备有效抗压能力，所谓抗压能力，其实就是指身体各项功能反应能恰如其分，目的是在压力来临时，体内有足够资源应付，避免出现压力荷尔蒙（皮质醇）的失控变化（请参考第八章）。为了能终身受压而无虞，我们都应在生活中培养起正面态度，建立一套新的思考逻辑，并且先从修正观念入手，再加上一些执行方法。

首先我们必须了解，70%的“自动想法”都是负面的，好比膝盖反射动作（即自动不经思考），这些负面的自动想法，相信是源自人类演化过程，为了生存而设，目的是使大脑情绪控制中心可随时发出危机动员令，因为一旦坏的或负面想法出现，就好像生命面临威胁状况，非得做出压力反应（应付危机）不可。只是在现代，这种反应方式往往却变成防卫过当，反而造成伤害，这也正是负面想法的坏处。在过去生活中，您曾有过把事情想到最坏，但结果几乎都不是的经验吗？这就是典型的“自动想法”，这些想法通常来得很快，甚至来不及自我意识到，试想想，您常用下面的语言方式表达事情吗？

- 必定（一定是）
- 经常（每次都是这样）
- 从来没有（不会变好的啦）
- 应该如此（还要问吗）
- 理应这样（怎么不是如此）

以上这些都是负面反应的“自动想法”。

通常，遇到状况时，自动想法就像这样：

70%的“自动想法”都是负面的，目的是使大脑情绪控制中心可随时发出危机动员，但现代这种反应方式往往变成防卫过当。

- 噢，天啊！
- 怎么搞的？
- 我没办法了！
- 都是我没用！
- 为什么会是我？
- 我真笨啊！
- 改不了的啦！
- 我应该做得更好！
- 我是受害者！

事实上，日常生活上遇到的事情，鲜有威胁生命的严峻状况，但脑袋就是不停在转，不断有各种负面想法，常常思前想后，午夜梦回，其中一个主因，是大多数人尚未学习如何让心灵静止！我们常会被这些负面想法支配，并当作事实，久而久之，最后每件事都如此反应，甚至变成“积非成是”。不幸的是，这种感观（想法）让许多人不知不觉陷入“认知扭曲”的漩涡，例如预设立场、遽下定论、否定正面、把事情过度放大或缩小、极端两分法等。这种现象其实亦是现代社会普遍的问题，也是为什么有人认为生命就是依“墨非定律”行走的原因，亦即“预期会出错的事，终究打破这个预期的唯一方法就是增强自我意识，调整思维。”

确实，人生总难事事顺心，也因而充满挑战，但如果每次都把挑战看成压力，则自然是压力重重、无以复加。其实很多时候，只要从不同角度面对就会有不同结果，就是因为压力造成的健康问题是在于“反应”，而非压力本身。

压力造成的健康问题是在于“反应”而非压力本身。既然如此，从生活上改变负面想法，就是提高抗压能力最重要的一步。

1. 学习主动掌控

因为人一旦感觉无控制能力时，大脑理性分析中心就会停顿，只会作情绪性反应，陷入“自我打败”的思考方式。

● 由于负面想法几乎都是自动想法，所以我们需要不时自我提醒，也就是要随时察觉自己的想法，做出修正。

● 很多时候的压力，都是和心理上觉得孤立无助有关，这种感觉往往是长期“学习无助”而来的结果，亦属部分人的“人格特质”，要除掉这种特质，就必须积极学习乐观态度。例如，把坏的状况看成最坏不过如此，把它当成是短暂的、偶然的，进行自我对话，告诉自己一定可以克服等等。

● 有些人感到面对任何压力都很痛苦，这是由于他们长期自我设限，让思维停顿在过去的体验中，认为自己缺乏控制压力的能力，但实际上可能只是从未尝试而已。这也属于一种“学习无助”的行为。所以记住，凡事先不要往坏处想、遽下结论。

● 另一种情况是过于把“事件表面化”，只根据个别有限信息，便做出全部负面的结论，例如工作上遇到一、两次障碍就认定自己毫无能力，从此缺乏信心。其实换个方式，尝试只做个人能力范围内的事，认识您能够认识的事情，循序渐进，则压力自必下降，记住：“不妄作，则身安。”

不妄作，则身安；不妄求，则心安。

● 还有一种“自我打败”的思考，就是认为放弃自己所有的想法，压制自己的要求，每件事都附和别人，就可与人融洽、没有压力。但这种随风摆柳的“顺民”心态，最终却可能变成“我是受害者”的结局。所以适时表达想法和需求，更能减少不必要的压力，亦即做到了主动掌控。

● 最后，当然不能把“主动掌控”变成“全面控制”。我们应该认识到生活中，并不需要大小事情都在我们的控制之内，如果要凡事都可预期，这既不可能，也不切实际，应该欣赏及感激能掌控的部分。毕竟，什么事情都在掌握之中，人生有何挑战？只要记住“不妄求，则心安”就够了！

尽管生命中许多事情的发生是难以预期、难以控制的，但是我们可以学习控制我们对事情的反应。近年来，流行语中的“酷”，其实就是一种带有控制压力反应的方式，“泰山崩于前”，仍能面不改色，虽然有点夸张，却是抗压能力强的写照。其实能把握“掌控”技巧，就是增强了抗压能力，只是必须谨记：“是掌控自己的生命而非他人的生活。”学习可弯曲但不要折断，要追求卓越而非完美，不要为了别人的期望而变成奴隶，目标可以订得高，但应符合现实。毕竟，“快乐”是每一个人的生存权，而无法“释压”却是快乐最大的障碍！

2. 寻找支持：找回自己，重新定位。

认清自己所面对的问题，寻找适当渠道的支持，是另一个提高抗压能力的方法。不管是家庭、朋友、同窗还是心理咨询、社区机构、宗教团体，尽量找到可信赖的人，倾吐心能够把压力放下，等于找到“再生”的力量。

声是疏解情绪压力很重要的方法。在生活中建立这类可支持你的精神资源，是活在“病态年代”必须要做的事情。

3. 适当释放、舍得放下

能够把压力放下，等于找到“再生”的力量。当您无法把压力转化时，最好的方式当然是放下。所谓“如释重负”，当感到工作或生活把您压得喘不过气、身心俱疲时，适时“暂停”就是最佳方法。俗话说：“休息是为了走更远的路”，意即再蓄动能，只不过大部分人往往知易行难。关键其实在于能否思考生命的意义，作出适当的取舍。不过即使无法停顿，还是有下列三大方式可以释压：

● 体力消耗：运动或劳动，只要不致过度劳累，就是符合压力反应的“打”或“跑”反应（见第八章），因此可借以降低压力。

● 口头方式：可通过倾谈、大叫、谩骂、哭泣等方式把压力释放，只要没伤害第三者，这不失为一种短暂有效的方法。来一个“尽诉心中情”，确实可把压抑的情绪宣泄出来，降低压力反应的程度。其中放声痛哭、泪流满面，更是疏解眼前压力的最佳方法。研究发现，眼泪中含有脑啡、神经传导物质等，尤其是情绪性的眼泪含有肾上腺素，证明大哭一场的确是纾压良方。其实，像大哭一样，大笑一番也可降低压力激素，协助抗压，增加免疫抗体。事实上，拥有丰富的幽默感甚至可提升认知能力、增加创造性思考能力、增强解决事情的能力，当然也代表抗压能力的提高。

● 转移焦点：乾坤大挪移，转嫁压力。斯坦福大学的

Sapesky 教授发现，当受压的动物攻击其他动物时，它们体内的“压力荷尔蒙”会下降，当然人类不该用攻击他人的方式纾压，但用物件代替，仍有不错效果，如踢沙包、沙发，以之当作假想发泄对象。有些困境也可以采取正面面对的方式，整天担心患重病的亲人，倒不如把焦点转至寻找可行的治疗方式；担心失去工作，干脆只关注在怎样做好工作上，等等。

基本上，上述提到的都是一些可以提高抗压能力的方法，只要愿意在日常生活中做些改变即可达成，但最重要的还是“行动”。很多流行的纾压模式，就是因为耗费时间，最后往往反而以增压收场。因此，务必以适合个人情况作为依据，切勿盲目跟风。综合来说，在日常生活中，能够做到“把握主动”、“寻找支持”和“舍得放下”三大原则，则压力造成的后果，自然会和您渐行渐远，相信您会更加热爱生命。

9. 正确饮食之外补充营养品的重要性

从第四章的饮食分析中，相信读者都能够了解现代饮食的陷阱，同时期待着补救方法。不过很遗憾，由于主流医生普遍缺乏营养医学的训练（在美国也只有不到 6%），所以也就很难从您的医生那里得到适当的营养建议。更不幸的是，他们长期被“药物逻辑”荼毒，任何问题，唯“药”是问，对于营养补充一事，除了为住院病人注射一些营养剂（即所谓打点滴）外，往往只是转给营养师作标准处置。

掌握“把握主动”、“寻找支持”和“舍得放下”三大原则，则压力造成的问题自然会和您渐行渐远。

更进一步来说，关于补充“膳食营养品”即一般俗称的“保健品”，主流医生更是大多呈偏见，甚至部分抱“嗤之以鼻”的态度，常常以笼统的“饮食均衡即可，无须浪费”之词，就打发民众的再三询问。另一方面，随着医疗资讯的发达，服用保健品却逐渐蔚为时尚，反而造成坊间业界各出其谋，越俎代庖，于是维生素、鱼油、钙片、抗氧化物、蜂胶、葡萄籽……一一上市，只要有商机可图，一律捧为“能医百病，大众宠爱”，甚至变成“馈赠亲友，送礼佳品”，这种以偏概全的现象，显现的又是另一种“病态年代”的特色。

从主流医界的标准来看，目前对于正确饮食的定义，普遍是依“食物金字塔”的建议，这方面相关信息已太多，不再赘言。在此，请读者想想用餐方式反倒较为重要。基本上，大多数人都是以传统早、午、晚三餐为主，不过通常的进食方式，多把重点放在晚餐，甚至有些白天工作至“忘餐”或“误餐”的境界，或只是随便以速食解决，然后晚上大吃一顿，类似的情况，恐怕是常态而非例外。但事实上，站在血糖调控、营养吸收、体重控制及睡眠品质等方面考虑，传统的用餐方式恐怕就需要重新斟酌了。

尽管营养需求因人而异，但只要允许，下列六大基本原则是均衡饮食很好的参考方式：

● 每天五至六餐（尽可能）：三份少量正餐（10%—20%蛋白质；10%—20%脂肪；60%—80%复合碳水化合物（即谷类、荚豆类、蔬菜及水果），加二至三份点心（以水果、坚果为主)。

● 避免进餐时喝饮料（包括汤水)：这样会影响消化功能，干扰吸收能力；所有汤水应在餐前先喝，小孩尤须注意。

● 争取食用新鲜水果（非冷藏)，蔬菜用蒸煮代替热炒：可尽量保持维生素及矿物质含量。

● 食物多样化：主食亦应变化，例如交替食用五谷、肉、蛋、鱼类等，可降低缺乏某些营养素的可能。

● 避免三大“食盗”，就是白糖、白面粉及转化油（加工氢化油或称为反式脂肪）相关的食品，这三者不只欠缺营养价值，还要消耗体内资源，盗走既有营养。

● 谢绝速食：避免罐头、冷冻食物及便利店微波、即食食品等。

毋庸置疑，正确饮食是健康的首要因素，但生活在当代，即使已把握上述饮食原则，也只能算符合一半。若奉此为教条，遵行主流医学的看法，视营养品补充为多此一举，甚至认为会伤害身体，恐怕就难逃各种退化性疾病的眷顾，为什么？我们来看看下面一些研究报告及数字：

● 1990 年“美国第二届全国健康与营养普查”显示：17%的人从不吃蔬菜；除去马铃薯与沙拉，50%的人不吃蔬菜；只有 41%的人食用水果或果汁；只有 10%的人符合美国农业部建议的每日五份蔬果。

● 1997 年美国《小儿科》杂志：只有 1% （没错，是 1%）的美国儿童从饮食中取得每日必需的营养素。其余不仅没有摄取正确营养，更糟的是，建立了“终生受害”的饮食习惯！

• 2004 年《美国精神医学》杂志提到：幼儿时期营养缺乏，特别是缺乏锌、铁、维生素 B 与蛋白质，不仅会导致神经认知问题，更是造成日后青少年时期产生暴力及反社会倾向人格的原因之一。

• 2005 年美国农业部饮食指引：维生素 A、C、E 与钙、镁是成人饮食中特别不足的营养素。

• 2006 年“美国专责营养会议”（CRN）普查：只有 20%的人每日遵行均衡饮食。

再看看以下数字：

• 精制面粉（白面粉）：减少 80%的镁、70%的锌、85%的铬、88%的锰等元素。

• 为冷藏蔬菜而对蔬菜进行的加工过程：可破坏 60%的维生素 C、40%的维生素 B_2、13%的维生素 B_1、40%的维生素 A。

• 精糖（白砂糖）：损失 99%的镁、93%的铬。

• 精制白米：除去了 75%的锌及铬。

• 冷冻肉类破坏了 50%的维生素 B 群。

• 肉类加工后流失 50%–70%的 B_6。

• 水果冷藏后流失 50%的维生素 C。

很明显，在这个分秒必争的资讯年代，均衡饮食沦落为一个美丽口号。实际上，80%的现代人难以配合，即使真的勉强达到所谓的健康饮食，也不得不受上述情况左右，无法从食物中获取所有必须的营养素，更何况尚有下列隐藏因素的影响：

1. 最上游的粮食生产：现代土壤中许多重要元素如钙、镁、硒、锌、钼、锰、铬等多已短缺，加上化肥、农药的大量使用，更令农作物的营养价值不断下降。

2. 现代化的加工、储藏、运输及处理方法，进一步破坏许多微量营养素。

3. 环境毒素的泛滥，增加解毒需求，使营养需求加大。

4. 生活压力增加，相对提高了各种营养需求。

事实上，食物金字塔是以膳食营养每日参考摄入量（RdIs）为基础，所以难免不出现下面三个问题：

1. 无法从当日的饮食中取得所有营养素。

2. 膳食营养每日参考摄入量（RDIs）只反应一般民众基本需求，却没有考虑个别体质、个别健康状况。

3. 膳食营养每日参考摄入量（RDIs）的设置并不是针对如何达到最佳健康状态，更没有预防退化性疾病如癌症或心脏病等的因应措施。

从种种考量看，重拾健康的策略之一，就是适当补充营养品。其中包括抗氧化物、维生素、必需脂肪酸、微量元素及矿物质等。

在抗氧化物中，维生素扮演了非常重要的角色。所谓维生素，顾名思义就是维持生命之要素，在早期的研究中发现此乃一群含“有机氮”的“氨类”物质，普遍存在于食物之中，与生命有关，因此就依希腊原文命名为“生命之氨”（Vita-amines）。不过，后续研究发现此类物质并非全属“氨”

类，因此也就有学者把“Vita-amines”改成“Vitamin”，亦即“维他命”，这就是“维生素”一词的来源。

基本上，维生素乃是一群有机物质，含有与生命息息相关的碳、氢、氧、氮、硫、磷等元素。这些物质是人体进行任何活动，从伸手、眨眼到呼吸、心跳、思考及睡眠等皆需要的催化剂，也是完成所有生理化学过程不可缺少的酵素或辅因子，有如车子发动时的“火星塞”，读者在阅读本书时就消耗了不少。事实上，维生素在医学上的地位可说历史悠久，从最早的脚气病至癞皮症、坏血病、佝偻病等皆与维生素缺乏有关。虽然目前这类疾病已不多见，但维生素的重要性却并非日薄西山，在“抗氧化”的地位上反而愈发举足轻重，更非“保险制度”认为的“味素药（安慰剂）”！

事实上，适当的营养补充，就是弥补生活中的营养偏差，因此因人而异，作整体分析搭配才是较好的方式。下列是通常较常摄取的抗氧化物、维生素及其他营养素，原则上，剂量（成人）可供参考：

- 维生素 A：每天 5000–10000 国际单位。
- 类胡萝卜素：每天 15000–25000 国际单位，包括 α、β、叶黄素、茄红素等，通常身体可把“类胡萝卜素”转成维生素 A。
- 维生素 C：每天 250–3000 毫克。
- 维生素 E：应以混合型（包括 α、β、δ 型）为佳；通常每天 100–400 国际单位。

维生素在“抗氧化”的地位上举足轻重，更非“保险制度”认为的“味素药（安慰剂）”！

- 维生素 D：每天 200–1000 国际单位。
- 综合维生素 B 群：包括每天 25–100 毫克的 B_1、B_2、B_3、B_6，100–500 毫克的 B_5，以及 800 微克叶酸，500–1000 微克的 B_{12} 等。
- 钙：每天 800–1200 毫克。
- 镁：每天 300–600 毫克。
- 锌：每天 15–50 毫克。
- 硒：每天 100–200 微克。
- 铬：每天 100–200 微克，特别是有血糖代谢异常或糖尿病状况者。
- 必需脂肪酸：包括 ω–3 及 ω–6、EPA（二十碳五烯酸，鱼油的主要成分，是人体自身不能合成但又不可缺少的重要营养素）每天 400–1000 毫克、DHA（不饱和脂肪酸二十二碳六烯酸，一种重要的儿童营养素）每天 250–1000 毫克；或以亚麻子油代替。
- 其他像大蒜精、姜黄素、益生菌、银杏、绿茶、大豆异黄酮、卵磷脂、辅酵素 Q_{10}、硫辛酸、云芝等，可根据不同情况摄取。

10. 拥有健康从小开始——先减再加

拥抱健康犹如开始储蓄，需要点点滴滴地累积起来，所谓积沙成塔、集腋成裘，时机从来不会太早，也永远不会嫌晚，重要的是真正付出行动，不应有“暴发户”心态，更不该抱“一夜致富”的想法。只可惜病态年代中，这样的思维拥抱健康犹如开始储蓄，时机从来不会太早，也永远不会嫌晚，重要的是真正付出行动。

往往被利益至上、分秒必争的现代人所摒弃，大部分人迫不及待地期望一蹴而就的方法，这也是许多诉求速效的健康“商品”畅销的原因。不过，能够把本书从头看完的读者，恭喜您！相信您是难得的另外一小部分人。

由于当代的致病陷阱太多，所以为人父母者，能让孩子从小培养起一套健康策略，尤其是建立一个良好的饮食习惯，可比让他（她）挤进名校、才艺出众，甚至留大笔财富给他更为让他受益终生。事实上，再套用储蓄观念，要银行存款增加，必先还清负债；累积财富之前，先不要出现负资产，这都是一般人的常识。同样地，重获健康之前，先得清除健康路上的障碍，就像灾区重建，第一件要做的事，就是清除瓦砾。基本上，须扫除的健康障碍包括饮食、环境及心智行为三方面。

饮食方面

1. 拒绝白糖及精制面粉制成的食品：这类所谓“精致食品”(真是美丽谎言！) 实质是“剥削营养的食品”，除了营养价值低外，更是造成血糖失调的主因，必须减少的例如：

- 白面包、白米、白面食、糕饼、甜甜圈等。
- 各式汽水饮料、时尚饮品。
- 隐藏性高糖食物，像包装或罐装果汁、口香糖、所有糖果等。

2. 拒绝加工即食食品及垃圾食物（参见表 4-1、表 4-2）：同样是剥削了身体的营养素。

3. 减少咖啡及含咖啡因饮料：“咖啡因”过量除增加压

帮小孩建立一个良好的饮食习惯，要比留给他大笔财富更让他受用终生。

力外，也容易造成骨质疏松、高血压、心血管疾病，还有大家都知道的影响睡眠。

4. 减少动物性蛋白质及脂肪：可降低发炎因子，减少钙质流失；动物脂肪除了属饱和脂肪外，也容易含有环境毒素，应尽量避免。

5. 减少酒精摄取：酒精过量除可伤肝外，更由于酒精热量高（1克含7.1卡）但却欠缺营养素，故嗜酒极易导致营养缺乏，特别是缺乏维生素B群与矿物质。不过，适量红酒（酒精含量低于15%，每天不超过125cc）由于含有多酚类，倒具有抗氧化功能，有助心血管循环。

6. 减少食物的致癌物质及毒素：

- 丙烯酰胺易出现在煎炸及烘培食物像薯片（洋芋片）、炸薯条、油炸淀粉食品中。
- 亚硝胺易出现在腌制食物像火腿、焙根、罐头火腿（午餐肉）、香肠中。
- 异环胺类易出现在碳烤或烧烤食物中。
- 黄麴毒素出现在发霉食物像花生类中。

7. 减少腐化油脂：所有油脂食物及油类（除橄榄油），尽量储放在冰箱，避免受氧化（生锈）。

8. 排除不合适（包括过敏）食物，因为一个人的食物可能是另一个人的毒药（前述第6大新思维）！

9. 减少热量：目前唯一被大部分科学家认同延缓老化的方法，就是减少食物的卡路里（热量）。

环境方面

1. 减少污染饮用水：人体组织60%是水分，水与空气及食物是三大生命要素，欠缺优质饮用水是许多疾病的根源，装置逆渗透（RO）水处理系统，确保减少污染物。若无法安装，至少加装活性炭滤水器，或考虑高品质的瓶装水。

2. 减少室内空气污染：室内的环境毒素绝不下于户外：除了减少使用化学性居家用品外，还应保持通风；绝不使用所谓“芳香清新剂”，干洗衣物可免则免，考虑安装“高效能浮粒吸收过滤系统”(HEPA)，或置放常青植物。

3. 减少过敏原：尘螨、猫狗毛、地毯、窗帘布、易霉物品等皆是常见过敏原来源，务必注意。

4. 减少化学物接触。

5. 避免暴露在放射电磁波环境下：大家都知道避免无谓的X光照射，但其他须注意的尚有：强烈的阳光即紫外线(防晒)，行动电话（尽量使用耳机)，发电站（尽量远离)。此外服务在航空界的如空服员，或经常因商务需要而飞行的人士，对增加暴露的机会要有警觉。事实上，有研究发现，空服员罹患乳癌的比例比一般妇女增加30%。依国际辐射保护委员会（ICRP）的建议，一年辐射暴露剂量宜设在5mSv (辐射量)，而一年超过10次的长途飞行就有可能达到了。

6. 减少不必要的药物：特别是止痛、消炎、抗生素、镇静剂、安眠药等，除了副作用及可造成压力荷尔蒙失衡外，也容易引致药物依赖。

心智行为方面

1. 少抽烟：烟草的害处已不用多言，能戒掉是最理想的。

2. 减少接触负面资讯、负面新闻：这年代信息爆炸，但估计超过70%的信息都是负面的，特别是灾难性或争执性议题，常说“耳濡目染”，经常浸淫在这些负面信息中，行为会不自觉受到影响，逐渐惯性地加深负面思考。

3. 减少负面想法：如果整天忧心忡忡，又何来健康？因此，必须随时自我提醒，随时矫正（参考前述第8大新思维）。

4. 减少“年少气盛”的心态：海明威的名句，“每一个年轻人都认为会永远活着”，少年人多抱着年轻就是本钱，青春不留白的心态，所以往往以“只要我喜欢”的态度行事。不错，年轻时的健康储备是较充裕，但毫无节制地挥霍，只会造成提前油尽灯枯。其实面对健康，每一个人都应抱着一颗谦卑的心，记住：衰老可不是长者的专利啊！

5. 避免“未老先衰”的心态：与前面刚好相反的心态，则是中年以上的人，大多数抱着一种“年纪大、机器坏”的观念，于是跟着“墨非定律”生活，结果自然是难逃厄运。相信很多人都听过“安慰剂”效应的说法（意思是指即使是糖果也有治疗效果）。但可能很少人知道，还有另一种可称之为“伤心剂”的效应，不过呈现的却是相反的效果，例如检查报告不幸张冠李戴，您被错误告知得了癌症，那么接下来，您就会感觉身体状况顷刻之间如百病缠身，好像快要

“没有明天”的样子。所以避免毫无建设性的负面心态，是不可缺少的“自我疗愈”之最后思维。

至此，读者若能好好参考前述各点，针对自己的状况，从饮食、生活、行为、观念与思维逐步改变，对健康的关怀，凡事采取“主动应对”，而非“被动反应”，则当您付出行动之日，就是“健康大翻身”之时了！

Part 3

特别预防

——几种新兴起的疾病形态

当面对『健康』时，没有『如果』，只有『后果』和『结果』！

看完前面内容，相信大家都清楚为什么难以从“主流医学”得到预防疾病的方法，既然主流的“医疗逻辑”无法有效满足民众健康需求，显然改弦更张，应用“横向思维”，甚至“逆向思维”就是因事制宜的策略。尤其是当面对新一代的疾病形态时，更须从不同角度去了解，才能避免成为温水中待煮的“青蛙”，接下来几章我将针对这些特殊情况与读者分享。

第八章　沉默的现代流行病——肾上腺疲乏症

有一群人整天感觉无力、疲倦、头晕、失眠、容易过敏、肠胃不适、尿频，常感到担忧、焦虑甚至恐慌等，却遍寻不着原因……其实，这正是“病态人生”中的“压力主戏”！

“病态人生”面面观：油尽灯枯

现代社会的“鲑鱼产卵”人类版

太平洋鲑鱼群努力地力争上游，拼命跳跃、逆流而上，期望早日回到原来诞生的水域产卵，为了有更大力气去对抗急速的逆流，鲑鱼体内不断分泌一种强有力的荷尔蒙（激素），务求使出浑身解数，以达成任务，最后历经多番波折，完成使命，产下鱼卵。但与此同时，鲑鱼也宣告精疲力竭，体内所有荷尔蒙系统失去平衡，免疫机制一蹶不振，无法抵御任何感染，而肠胃、肾脏等器官也相继出现病变溃烂，最终死于感染及内脏崩溃。鲑鱼无法摆脱“进化论”的残酷设计，油尽灯枯。主导整个产卵史的荷尔蒙就是被称为“压力荷尔蒙”的“皮质醇”（cortisol），这是鲑鱼的宿命，老天特定的安排，然而讽刺的是，现代人类也正在上演一幕幕活生生的人类版鲑鱼产卵场景……。

号称“极速世代”的21世纪，处处以经济思维挂帅，所有人、事、物都以快速、竞争、主导为前提，因此大部分人每天过的都是踏着油门跑在快车道上的生活。为了成功，不容稍歇，以免一旦被淘汰便前功尽弃，于是人人力争上游，犹如鲑鱼！

压力年代的C型（皮质醇）生活

初生期：从出生的那刻起，现代人类就开始了不一样的压力人生，公共卫生强调一切生产过程力求清洁，尽量保持无菌环境，处处加以消毒、灭菌；剖腹产的婴儿不需要经过产道洗礼，直接送至育婴室、保温箱（在哺乳类动物界中绝无仅有）；当代母亲普遍接受以高科技制成的奶粉取代母乳（小牛、小羊有奶粉吃吗）；为了避免罹患传染病，各式各样的预防注射一应俱全；发育尚在稚型的神经免疫系统，在小小的生命中接受了史无前例的挑战，C型（皮质醇）生活由此正式开始……

幼儿期：湿疹、过敏、腹泻、感冒；消炎剂、退烧药、抗生素不断反复使用，只要一有状况赶紧求医吃药，为的就是怕幼儿病倒！

儿童期：团体生活开始带来更多的生病机会，咽喉炎、中耳炎、支气管炎、肠胃炎、气（哮）喘、皮肤炎等使儿童成为医院、诊所的常客，各种药物的使用更是不可或缺。另一方面，还有各种语言训练、才艺班、补习班等着孩子去参加，导致家长带着小孩东奔西赶，只是为了不能落人之后。

这个时候也是孩子接触花花世界的开始，电视不停播放五彩缤纷的食品广告，让这些稚儿们看得目瞪口呆，当然也潜移默化地被“洗脑”，为人父母者也大多抱持着“孝子”心态，尽量满足小孩的需求。不管是家庭聚会还是生日派对，各种的糖果饮料、薯片蛋糕，成为必备食品，大伙真是不亦乐乎，每一个都欢天喜地。岂不知，这些只有热量、毫无营养价值的所谓点心，换来的是新陈代谢慢慢病态化，糖果的最大贡献，是提供糖果食品业的业绩成长。

所以，不是“会吵的小孩才有糖吃”，而是“因为吃多了才会吵”！为什么？因为糖果使大脑的“刺激性神经传导物质”活化了，需要更多的刺激，于是小孩吵个不停，吃得越多越是无法停止，最终焉能不变成恶性循环？美国最新的医学研究显示，自20世纪70年代开始，单是肥胖问题，6–11岁的儿童就增加一倍多，12–19岁更增加超过三倍，肥胖与皮质醇息息相关，C型生活已渐具雏形。

青少年期：课业繁重、升学压力、各种物质引诱；快餐、速食成为营养主要来源；垃圾食物更被进一步包装、推广成为时尚最爱；电脑取代了人脑，e化式的互动代替了传统的社会人际交往；商机无限的“网络游戏”更令自制力不强的年轻人沉沦其中，导致思考衰退、压力紧绷；行动电话方便呼朋唤友，但接触电磁波的频率也达到人类空前的地步；晚睡、熬夜的生活更是e时代的特色，压力轴（下述）的正常“昼夜节奏”被改变，“错误饮食”的问题也逐渐发酵，C型生活更是油然而生！

青壮年期：踏入了社会，C型生活更是普遍现象，面对工作竞争、事业开拓、人际关系、争权夺利、各种冲击常在意料之外。都市生活充满世俗繁杂事务，每天的交通堵塞、排队，赶会议、赴约会，争时间、拼计划，抢客户、算业绩，不知不觉中采取了“随时备战”、“早知如此”、“假如这样”的态度面对，使得“压力轴”只好随时被点召，同时也使个人轻易地成为“皮质醇俱乐部”的贵宾，陷入无法自拔的长期压力漩涡！

中年期：步入中年，男士必须兼顾事业与家庭，女主人更要承受来自上下两代或内外兼修的“三明治”式压力，晚睡早起成为常态，好不容易遇到假日，同样难有休息时刻，因为要弥补亲子关系或整理家务。压力轴显然难以休息，成为“皮质醇俱乐部”的贵宾后，更轻易地晋升为荣誉会员，常说的“中年危机”，当中大部分就是压力衍生的问题！

高科技下的现代“领带”（TIES）一族

新科技的发明及运用，无疑是21世纪人类生活史上的一大突破，不但带来空前的进步及发展，也完成许多人类从来没有实现过的梦想，还记得太空人阿姆斯特朗的“个人一小步；人类一大步”名句吗？但与此同时，科技引起的精疲力竭却是现代都市人的另一大特色！为了满足极速竞争，各种尖端的高科技产品，成为不可缺少的沟通及应用工具，飞速发展的各式各样电子资讯、通讯产品、个人电子产品不断推陈出新，许多人不知不觉陷入了科技疲惫和落后的窘境，常常备感压力，出现了沮丧、焦虑及忧郁。另一方面，高科技的进步也让大众越来越依赖科技产品，花在视、听的时间史无前例地增加，感官的冲击使大脑忙个不停，生理活动持续停留在高频率、活跃的“贝尔他”（beta）脑波中，长时间处于beta状态也使得皮质醇的分泌维持在高档，让睡眠、专注力、判断力等受到影响，也令压力、焦虑无法释放。

丛林式都市生态：“人类”成为“人累”

“弱肉强食”原是动物世界中千古不变的定律，但在利欲至上、经济挂帅的新世纪中，许多人每天恍恍惚惚生活在原始丛林之中，上至政商巨贾，下至普罗大众，莫不小心翼翼，以免成为都市生态下的牺牲品。面对尔虞我诈的当今社会，欺世虚假的事件层出不穷，尤其是纵横政商界者，除了要具勇往直前的胆量，开疆辟土，以便取得先机外，还要有“如履薄冰”的谨慎，唯恐被“蚕食鲸吞”，一无所有。所以大部分成功者，固然必定是善于人际沟通，精于事业经营的精英，但事必躬亲，长期只关注事业的结果，“人在江湖”便常常成为“劳累”的借口，不幸的话，可能落得“天妒英才”，或真的来个“鞠躬尽瘁”。

另一方面，在各行业职场上的新人类，为求更上层楼，头角峥嵘，也是废寝忘食、加班熬夜以争取绩效。此外，在各种广告媒体、大众传播推波助澜下，低级的“外表文化”更是深入民心，让许多人只求美貌，不惜费尽心思，前仆后继争相要成为“靓人一族”，岂不知，各式各样的“美化方式”暗藏着多少“化学杀机”！

至于莘莘学子，更是为人父母者眼中的明日之星、社会栋梁，望子成龙的心态人尽有之，因此绝不能让心肝宝贝沦为都市生态下的“小白兔”，于是各种课外补习、语言会话、才艺训练应有尽有；不问小孩体能状况，适应与否，性格如何，总之要完成父母心愿，达到双亲期望，即使小孩已经疲惫不堪，也要求所谓的“输人不输阵”。凡此种种，终于造就不少现代“人累”一族。

疲倦、压力、皮质醇

喧腾一时的SARS风暴，被炒得如火如荼的“禽流感”，每年的流行性感冒、肠病毒、登革热，这些大众耳熟能详的热门疾病，随着媒体的大幅报道，使人一时之间印象深刻，掀起嘈杂的议论纷纷。但正当大家为这些“流行病”烦恼之际，在日常生活中，却有另外一群更广泛的“沉默大众”每天遭受另一类严重问题的困扰，他们整天感觉无力、疲倦、头晕、失眠、缺乏元气、手脚冰冷、容易过敏、肠胃不适、尿频、夜尿、腰酸背痛、性欲下降，常感到担心、焦虑甚至恐慌等，这些现象如影随形与他们生活在一起。他们寻找不同的医疗管道，看不同科别，得到不同的答案，接受不同的治疗，只可惜“问题”不是挥之不去，就是反复不定，当然最常得到的答案，不外乎是神经衰弱、精神官能症，甚至肾虚、肾亏等，但到底是什么原因造成的呢？并没有答案。其实，这正是前述“病态人生”中的一幕“压力主戏”！

压力是什么？

先来看看以下各种场景：

- 每天有各种会议、决策处理，做不完的公事、私事？
- 必须盯紧全球动态、世界大事、金融资讯、客户状态？

- 琐碎厌烦的家务事、夫妻的关系、儿女的问题？
- 要常常长途飞行、穿洲越洋、调整时差？
- 要面对出门、塞车、排队、轮班、赶时间？
- 要和讨厌的人一起工作、互动、相处？
- 争执、冲突、妥协、无奈、孤单、无助、过劳……
- 期限内工作未完成、电脑死机……
- 负资产？欠卡债？被裁员？财务红灯？
- 考试、升学问题、抉择问题……
- 患病？失业？失恋？离婚？遭逢意外？亲人去世？
- 有太多无法预知的事情要面对……
- 噪音、废气、嘈杂、拥挤……
- 酷热、阴冷、辐射、空气混浊……
- 农药、环境毒素、化学污染……
- 加工食品、色素、防腐剂、添加物……
- 速食、快餐、营养不良、身体不适……
- 负面新闻与资讯、慢性发炎……

随着C型（皮质醇）生活与“人累”普遍化，压力就成为“现代人生”的代名词。压力既可由“外部”引起，也可从“内部”产生。“外来压力”大部分是指社会/环境层面（像前列各种状况）；“内部压力”则是与个人价值观、信仰、目标等心理因素及体内的“化学状态”（特别是下一章所提到的“发炎”情况）有关。当然，每个人的抗压能力不同，对压力的看法亦迥异，不过就算是最有能力的人，也会有所谓的“压力临界点”，当各种压力累积到一定程度时，

“皮质醇”是决定如何反应压力的主角，也是造成身体各器官呈现功能及结构变化的超级明星。

应付的能力便会逐渐减弱，进退失据的表现就会出现，往往以情绪性反应取代理性应对，这种情形在现代生活中并非少见（读者可曾有口不对心、语无伦次，导致事后懊悔不已的状况，或脑海突然一片空白、不知所措的发呆经验）。换言之，所有和压力有关的健康问题，都是为了处理该压力所衍生出来的状况，这是一连串体内不同细胞、组织、器官的生理调整所造成的，亦即在调整变化的过程中，付出了各式各样的健康代价。这是为什么？因为所有压力的变化，都会反应到身体内部器官，特别是神经、内分泌、免疫、心血管及肠胃系统，而当中扮演着灵魂角色的，就是被称为压力荷尔蒙的“皮质醇”，“皮质醇”是决定如何反应压力的主角，也是造成身体各器官呈现功能及结构变化的超级明星。

我们常说：“法律面前，人人平等”（正常法治国家）；不过对压力来讲可不是一视同仁，而是“压力面前，人人不同”。对于压力所带来的问题，传统医界人士普遍从精神心理学方面解读，大多以外来事件或遭遇，即所谓“社会—心理—情绪”层面来分析理解，因此解决的方法多着重在精神药物及心理咨询方面。不过，近20年来，新的医学观念和研究不断发现，大部分压力的伤害，其实是来自“皮质醇”在身体内异常活动所致，显然任何引起“皮质醇”失衡的因素都可构成“压力”！

从生物学上一个有趣的观察得知，人类与其他动物对压力的反应基本上大致相同，但动物的压力只有“短期或急性”，而人类所面对的，却绝大部分属于“长期及慢性”。从事“压力生理”研究多年的斯坦福大学神经科学大师 Sapolsky 教授，在他那本著名的《为什么斑马不会患溃疡?》一书中，就很精辟地阐述了“短期急性”与“长期慢性”压力的不同之处，指出众多毛病与长期压力的关系。而近年来的研究也陆续发现，人类“脑海”中只要出现某些负面事件或景象，就会造成压力，亦即单从“感官”与“想法”便可形成“无中生有”的压力，且造成的体内化学变化如同真实景况。下一章要提到的“感官刺激”也有同样的效应。

事实上，如果身体长期处于“发炎”状态，也会引起“皮质醇”失调而产生类似压力的影响。由于“皮质醇”是体内最重要的“消炎剂”，当身体出现任何发炎状况时，它就像消防队，会马上出现灭火，避免体内发生“火灾”，只不过当面对的是有如山火蔓延的“慢性发炎”时，就会形成“肾上腺压力”（使皮质醇过度分泌），而“慢性发炎”与“肾上腺压力”正是互为因果关系。更严重的是，皮质醇长期过度分泌的后果，就如同领到“肾上腺疲乏症”的入场券（下述），难免不成为“沉默一族”！从“进化论”来看，“压力反应”原是哺乳类动物的一种生存本能，一种体内机动性的化学调节，是当生命面临威胁时，一种细胞总动员的状况，只应出现在生死存亡之际，以便应付立即发生的“威胁”。只不过，本来是一套人类原始赖以求生的“应急机制”，在当代的社会中，却因世俗繁务太多，演变成连续剧式的生活常态，“压力轴”（下述）的持续启动，固然让一

> 皮质醇过度使用的结果，造成许多人因皮质醇长期透支损耗而产生了“肾上腺疲乏症”，因而出现更多问题。

些人得以每天过着“冲锋陷阵”的生活，但皮质醇过度使用的结果，却造成许多人因皮质醇长期透支损耗而不知不觉产生了“肾上腺疲乏症”，因而出现更多问题。很明显，沾上这种“疲乏症”是不分年龄、族群、贫富、地位和阶层的，而且是“人人可得奖、个个有把握”！

什么是“压力反应”？

最早有关“压力反应”的研究可追溯至20世纪20年代，哈佛医学院Cannon博士描述的“战”或“逃”的反应，一种早就存在于原始人类的求生机制，目的是当生命受到威胁时，例如在路上遇到凶猛的饿虎，身体能马上自动调节成应付危急的状态，以便采取“打”或“跑”的行动，力求脱险。因此，整个反应包括心跳加速、血压上升、呼吸变快、瞳孔放大、肌肉紧张、四肢血液增加、肠胃血流减少、消化功能停滞、新陈代谢增快、慢速脑波转变成快速脑波等，一切变化就是为了全神贯注、迎接挑战，有如消防大队接到烈火通报，全体准备出动救火时的场景，目的只有一个，就是集合资源，赶赴救灾！

显而易见，这种“反应”要动用体内所有的资源（能量）转化为体力，提供消耗，以利战斗，故当危机一过去，身体就会逐渐恢复原状，一切代谢回复正常，这一连串的调整就是属于一种“动态功能”。

现今的生活，我们当然不会遇到凶猛饿虎，也不需要这种如此耗费体力的激烈反应，但进化的巨轮，却无法赶上急速转变的现代生活，让我们即使仅面对繁杂琐事的世俗“压力”时，反应依旧，身体变化如出一辙。基本上，导演整幕“压力剧”的成员是包括大脑皮质、下视丘、脑下垂体与肾上腺一起的所谓“压力轴”（HPA）及由“交感神经”与“副交感神经”构成的“自律神经”系统。其中“交感神经”扮演的是启动“战”（打）或“逃”（跑）反应，而“副交感神经”则协助身体恢复平静、放松，回到压力前的状态。过程中，肾上腺分泌的“肾上腺素”及“皮质醇”是配合整套剧本、带动体内细胞总动员的主角，只不过“肾上腺素”演出时间最早且短暂，通常只持续约数分钟，而“皮质醇”则是从头到尾担纲演出。由于这种“压力反应”的原始功能只是针对短期、急性状况，以供逃命之用，一旦变成长期慢性的话，就好比喷射机一直以“起飞”状态飞行，提早耗尽油料，或像消防局的“警报”从不间断，弄得人仰马翻，后果之严重也就可想而知了！

“皮质醇”的作用非常多，举凡一切与生命有关的代谢及生理功能都需要它，包括能量利用、血糖代谢、血压控制、水分调节、脂肪储藏、心血管及肠胃功能运作等，其他像神经、免疫、性腺、骨骼、肌肉、皮肤等组织系统的调控，也非仰赖正常的“皮质醇”不可。可以想象，皮质醇失调引发的问题会是一箩筐。

事实上，在应付压力时，身体最需要的就是动能（能量），所以“皮质醇”在这个时候，最主要的就是先进行“分解作用”，就好像生活上，当准备消费时，第一个信息就是“我需要钱”，这“钱”指的就是“能量”。于是“皮质醇”针对肝脏、脂肪及骨骼肌肉等器官组织刺激，分解葡萄糖、脂肪酸及氨基酸等作为燃料，以产生动能（能量）来配合“战”或“逃”反应。显然，当“压力”变成持续性时，也代表“提款”不断，若无适当存款，最终将没钱可用，甚至出现负债，对照身体，也就是意味着体内需要长期进行“分解作用”才能应付，若无适当后勤支援（营养补充、充分休息），就等于播下了“肾上腺疲乏症”的种子，后果自然也就是“加速老化”！

“肾上腺疲乏症”？为什么没听医生说过？

事实上，肾上腺在人体工作之重、功能之多，大概只能以“小巨人”视之。这个只有约5克重、立足在左右肾脏上方的小腺体，当发挥极致时，可真是力拔千斤。“武松打虎”所靠的除了盖世武功，恐怕还是肾上腺即时发挥了最大力量，这是许多运动选手使用的禁药中，以“类固醇”最多的原因，同时类固醇也是药物滥用的首席代表，而对垂危的病人来说，更是所谓“回光返照”奇迹力量的来源。

在这个病态的年代中，由于“压力”几乎都是一波接一波呈现“持续性”的态势，以致许多人长期依赖“肾上腺”来应付而不自觉。终年下来，从“力撑”到“疲乏”的结果，就是让这个“小巨人”变成“小矮人”，产生了“肾上腺疲乏症”，并且提早“撞墙”进入“崩溃期”，导致各式各样的功能失调。只不过很遗憾，现行的医疗模式对这种状况却鲜有关注，为什么？因为一方面，这是当代才出现的一种新疾病形态，传统医学教育课程中并无特别研讨，另一方面“肾上腺疲乏症”缺乏简单直接的检验数字（不像胆固醇或血糖等）也是因素之一。

虽然肾上腺素与合成类固醇是每一个医生都非常熟悉的药品，更是生命急救时不可或缺的药物，但主流医学对肾上腺的问题，除非已到极端，例如“爱迪生氏症”（肾上腺功能几乎尽失）或“库欣氏综合征”（皮质醇分泌异常过度，通常与肿瘤或滥用俗称美国仙丹的类固醇有关），医疗界普遍并无特别注意；还有一点就是“肾上腺疲乏症”并不符合ICD的疾病码，既无保险给付也没有什么特别药物可供服用，使得临床上也就几乎无人理会，直至各种衍生状况陆续浮现。因此沾上这种毛病的人，大多成为沉默的一群，散布在各医疗科中寻求治疗。

肾虚？神经衰弱？还是肾上腺疲乏症？

人体设计奥妙之处，是在于每一项重要功能都需要协调、平衡，才不至于出现问题，此即中国几千年以来的“阴阳平衡”观念。这个观念对“压力轴”来说更是最贴切不过了，既有“阳刚”紧凑的“交感神经”系统，亦有“阴柔”松弛的“副交感神经”系统；当然，最重要的还有一个自动调节的“回馈机制”[①]，目的就是当面对压力时能维持平衡，不致无法应付。可是由于当代生活形态的模式，使大部分人

① “回馈机制”：意思是身体产生某些特定化学物质，去进行一些特定反应（资讯联络），当这些化学物质达到某一浓度时，就会启动一个自动机制，关闭指挥分泌这些物质的源头，避免反应过头而失去平衡。

极易处于一种“交感过动”(日常生活节奏几乎由“交感神经”主导)的状况，犹如每天活在丛林之中面对饿虎，于是人人阳刚有余却阴柔不足，先是出现“力撑”的“抵抗期”，继而产生了“肾上腺疲乏”现象，最后逐渐进入“崩溃期”，导致百病丛生。

由于发生“肾上腺疲乏症”之前，大多是长期生活在压力之下，处于“交感过动”的状况，所以如果具有这些特征（表 8-1 到表 8-6）就值得注意了。基本上，任何人长期缺乏休息与松弛，从不关注饮食营养，承受各种压力又无法得到释放，常处于不满现状之中，且属完美主义者（表 8-7），十之八九就是标准候选人了。至于“肾上腺疲乏症”常见之现象及后果可参阅附表。

事实上，在日常生活中，这些常被民间看做是神经衰弱、肾虚，甚至肾亏的“疾病”，大多来自“压力”的适应能力下降，属于“肾上腺疲乏症”的现象，也是“病态年代”中的特别产物。当然这并不仅是一个“疾病”，而是代表肾上腺功能下降，或更直接是“皮质醇”分泌失调所造成的综合性问题。处于“病态人生”的当代，了解是否为“肾上腺疲乏症”的候选人，在预防疾病上有重要意义，而对于已“入场”者，设法“退票”就更是难能可贵了！

表 8-1　“交感过动”者的特征

• 凡事必赶
• 硬把工作完成，不眠不休
• 常错过进食时间甚至少吃一餐
• 常吃加工食品、快餐、速食
• 长期睡眠不足，成“欠睡大户”
• 没有松弛时间，难得轻松
• 紧张时呼吸快而浅（请自我测试一下）
• 常依赖兴奋饮料，咖啡、茶、酒
• 常暴露在毒素环境中，接触或食用受污染的空气、化学用品、食物、水等
• 缺乏甚至毫无运动

表 8-2　“皮质醇”分泌过度的后果

• 皮肤变薄、皱纹增加
• 结缔组织变化/胶原老化
• 毛发变细
• 肌肉萎缩
• 骨质疏松
• 体重增加/易水肿
• 反复感染/发炎
• 情绪不稳（易焦虑、忧郁）
• 记忆力/专注力衰退
• 经前综合征
• 性功能障碍

表 8-3　"肾上腺疲乏症"常见的现象

• 早上赖床，不易起来
• 持续疲劳，提不起劲
• 缺乏能量（元气），懒散
• 受伤或生病后复原时间拉长
• 容易头晕，特别是突然站起时
• 生活乐趣减少
• 缺乏耐性，易发脾气
• 注意力减弱，不易投入
• 记忆力衰退，健忘
• 性欲下降，性趣盎然
• 经前症状明显，易出现"经前综合征"
• 偏爱咸/甜食
• 早上十点以后才有精神，下午三至四点体力最差

表 8-4　"肾上腺疲乏症"候选人的特征

• 时常熬夜，睡眠不足
• 饮食不良，以快餐、速食、垃圾食物为主
• 常依赖兴奋饮料，如咖啡、茶、酒精、兴奋剂
• 呼吸快而浅
• 事事求好，完美主义者（参考表 8-7）
• 任何事情，永不妥协
• 只有工作，没有娱乐
• 极少运动

表 8-5 “肾上腺疲乏症”得奖人的条件

• 遭遇重大情绪压力：人际关系、工作、家庭
• 面对环境压力：环境化学物、水及空气污染
• 承受物理性压力：手术、生病、外伤、创伤
• 解毒能力差
• 常发生在呼吸道感染（重感冒）后

表 8-6 沾上“肾上腺疲乏症”的后果

• 精神状况：容易失眠、焦虑、恐慌、忧郁、情绪波动
• 免疫系统：容易伤风感冒、长口疮，感染疱疹、霉菌
• 消化系统：胃食道逆流症、大肠激噪症
• 肌肉骨骼关节：慢性疲劳综合征、颚关节综合征、关节炎、肌肉痉挛
• 内分泌系统：糖尿病、甲状腺毛病、不孕、性功能障碍、经前综合征
• 心血管：早发性心脏病、心律不齐、心悸
• 中枢神经：头痛、认知功能（分析、记忆、专注、学习）衰退
• 其他：容易过敏、气（哮）喘、水肿、酗酒、颈部僵硬

表 8-7 十个“完美主义”者的特征

1. 无法停止去想所犯过的错误
2. 自认是高度竞争者，难以接受做得比别人差
3. 只想做对的事情或什么都不做
4. 要求别人也完美
5. 当感到这是一项“弱项”时，绝不会求助于别人
6. 坚持把事情做到最后一刻
7. 强迫性更正别人的错误
8. 很注重别人的要求与期望
9. 非常在意在别人面前犯了错
10. 特别注意上述所描述的是否有错处

“肾上腺疲乏症”的发生，绝非一朝一夕，可是一旦产生，即代表要付出许多有形与无形成本。

如何退回“肾上腺皮乏症”的入场券？

从以上种种讨论，可知“肾上腺疲乏症”的发生，绝非一朝一夕，可是一旦产生，即代表要付出许多有形与无形成本。从个人的生产力、创造力到决策能力逐渐减弱，进一步连带健康、快乐也慢慢失去，多年积压下来各种负荷，随时都会出现压垮“全人”的最后一根稻草。显然，这已非何种灵丹妙药能即时快速解决，而必须以全人观念、以抽丝剥茧方式，才能有效处理，以下提供从生活及饮食上矫正的一些原则：

要做的事情：

- 晚上十时就寝。
- 早上睡至九时（如有可能）。
- 每天都要设法做一件让自己愉快的事情。
- 每天都要找机会大笑。
- 尽量排除伤害您“元气”的人、事、物①。
- 时刻保持深呼吸。
- 相信自己能痊愈（参考第七章）。
- 早上起床后第一件事是喝300cc温水加半茶匙海盐（但不适合高血压及肾脏病患者）。
- 食用真正的完整食物（自然非加工，参见表4-4）。
- 找出让身体不适的食物，并且立即避免。

① 伤元气的人、事、物：即每次遇上了，都会让您感到毫无能量，元气大伤的人员、事情、环境，甚至是食物，这些皆可称之为“能量窃盗”，尝试找出及避免这些元素，有助于减低压力负荷。

- 中午以后才吃水果（适合的水果：木瓜、芒果、李子、苹果、水梨、奇异果、樱桃）。
- 每一餐都应有蛋白质、淀粉类及正确油脂（请见第九章）。
- 多食用各种颜色的蔬菜。
- 多咀嚼食物（改变狼吞虎咽方式）。
- 进食时要专一 （不做任何其他事情，如看书、看报、看电视、打电脑等）。
- 每日服用营养品（请见第七章）。
- 尽量采取可重拾健康的生活方式（戒烟、酒，开始运动，见第七章）。
- 享受重获健康的感觉。
- 常抱感恩之心。

要避免的事（食）物：

- 过度劳累（聆听身体发出“No”的声音）。
- 含咖啡因的饮料。
- 糖果类。
- 超过半夜12点就寝。
- 和易伤“元气”的人、事、物在一起。
- 憎恨自己。
- 常感遗憾。
- 依赖食物（每天固定要吃）/过敏食物。
- 早上吃水果（不适合的水果：香蕉、葡萄柚、柳橙、葡萄、枣子、无花果)。

- 不吃早餐。
- 只吃淀粉类的食物。

如果能把握上述各项原则，肾上腺重回小巨人的状态仍然是充满希望的。

第九章　身体的致命危机——慢性发炎

“好”的发炎大部分是为了应付紧急状况，通常属于局部性、容易被发现，而且大多数都可痊愈，不留后遗症。“坏”的发炎则往往代表“发炎机制”失控，转为长期现象，属于全身性、系统性，难以掌握、易被忽略。

发炎当道，谁能幸免

打开电视、广播电台，翻开报章、杂志，最常看到、听到的药品广告，不管是中药、西药或成药，大概以“消炎止痛剂”最多。在药房内，一排排的药片、一盒盒的药丸亦以此类最常见，而大众吃过最多的药物，普遍亦以此类为主，显然，当代“流行病”的特点就是与“发炎”有关！

处于“病态年代”的一大特色，就是生活上太容易掉进感官刺激的陷阱。事实上，许多人甚至已到无法自拔的程度。在五种感官中又以视、嗅、味三觉为追求的重点，讲究的就是充满“刺激”。以“视觉”来说，由于电子产品发达，于是视听娱乐器材、电子游戏、电视、电脑、VCD、DVD应有尽有，让人可以随时随地，甚至24小时来一个“西雅图夜未眠”，只不过，当大众纷纷陶醉其中，享受无限乐趣之际，电磁波的效应与睡眠失常问题，却也悄悄伴在左右。近年来各种研究显示，这两者都会使人体的神经荷尔蒙如“多巴胺”与“褪黑激素”发生改变，继而影响体内的“发炎物质”增加，使身体处于容易“发炎”的状态；而“昼夜节奏”改变，影响了脑波形态，也干扰压力荷尔蒙及生长荷尔蒙的分泌，使身体修复能力降低。

另一方面，社会上不断吹捧外表文化，“婀娜多姿”的模特儿代言的各式各样香水、化妆品、芳香产品，更是当代女士趋之若鹜的时尚个人用品、身份象征。至于“香味”从何而来，相信无人考究，只要感觉“芳香”扑鼻，令人神魂颠倒，众生臣服，效果就达到了，但许多研究告诉我们，不管是何种“名牌”，这些标榜高贵典雅的产品，成分95%是由“石油”提炼而来的“化学清汤”，更是不少人长期“发炎”毛病的来源。美艳的背后，可是危机重重！

再来看一下现代人所要求的饮食标准，一律以色香味俱全为主，其中味道更是许多人的第一选择，因此食品制造业连“速食面”这种化学产品，在广告中也强调“香喷感官”，其他千百种的“摩登食品”也就不用说了。至于各家餐饮美食街，甚至速食、快餐就更要讲求刺激味蕾，总之要挑起消费者的口欲，让您甘心掏出钱包。可是您可知道，单单味素这种“毒性刺激性神经传导物质”，就可引起不少炎性反应，使很多人常感不适却不知原由，再加上其他添加的色素、佐料，“易炎”食物材料及错误油脂，高温烹调的方式等，实犹如火上浇油，足以令大众体内随时成为“烈焰之驱”。所有这些当今生活方式，带来的就是普天之下变成“炎症世界”！

发炎机制，一体两面

手指割伤了或皮肤烫伤了，除非伤害过大，否则经过一段时间之后，几乎都可毫无瑕疵地愈合，推动完成人体这种神奇过程的，就是前面说了很多的“发炎”。“医生，我喉咙痛，声音沙哑……”、“皮肤痒，红了两天……”、“咳嗽快十天了，还没好……”，这些都是大家很熟悉的场景。每个人都有“发炎”经验，可以说无人例外，因为一生当中，没有人能置身于受伤或感染之外，这是每个人的生存经验和代价，而为了因应这些状况，人类也有一套自我维修机制，一个按部就班的修补过程，事实上，没有这套“发炎机制”，就没有现在的人类。

“发炎”原出自一种自我保护功能，是对任何“伤害性刺激”的一种反应，反应之过程在于动员血液及免疫系统，犹如特警部队，迅速让身体产生必要的生理变化，这些变化包括受伤处血流量增加、血管扩张、血液及免疫细胞如白血球、淋巴球等大举迁徙、发炎性物质不断释放[①]，各种吞噬细胞能力加强、纤维细胞逐渐出现等，所有这些变化的目的是设定伤害的停损点，作损害控制，同时着手清理受伤害的组织，使其尽快复原。这好比两军厮杀的战场，有各种不同武器、兵种，进行不同战术、任务，当战事结束后，再来个

① 发炎（性）物质：指一大群由不同细胞分泌，可传递细胞（发炎）信息的化学物质（学名为“胞浆素”），有点类似荷尔蒙的作用，当与细胞膜上的受体结合后，就会导致一连串免疫、炎性变化，像发炎指标之一的C–反应蛋白就是属于一种发炎物质。

"发炎"原出自一种自我保护功能，是对任何"伤害性刺激"的一种反应。

战区清理。所以不管是物理性或化学性伤害，例如接触毒素、意外创伤、烧伤、烫伤、热伤或冻伤，还是生物性，如遇上各种蚊虫、病毒、细菌、霉菌感染或过敏原侵袭等，患处都会产生一连串红、肿、热、痛及功能丧失的现象，这些现象所反应的就是前述的生理变化过程。

基本上，属于"炎症"的身体毛病包罗万象，从小小的皮肤擦伤到长出脓疮，从喉咙疼痛到支气管气喘（哮喘），从关节肿痛到脊椎僵硬，还有一箩筐以"某某炎"命名的毛病，例如扁桃腺炎、中耳炎、皮肤炎、支气管炎、肠胃炎、肝炎、肺炎、肾炎、膀胱炎、尿道炎，等等，可真是数不胜数！

事实上，许多人一听到发炎，马上就会联想到上面提到的毛病，对身体是不好的，需要立刻做处理，看医生、打消炎针、吃消炎药、抗生素、搽消炎药膏等等，而医生们亦乐于顺应患者要求，为其服务。但您可能不知道，"发炎"其实有好、坏之分，好比面临非打不可的战争时，采取顾全大局（全身健康）与速战速决（减少伤害）的措施，应是战略面的上策。因此，"好"的发炎大部分是为了应付急性状况，像前述的病例大家都认识；没有发炎，便无法知道身体出现危机，故急性发炎是必要的，"它"通常属于局部的、容易被发现，而且大多数都可痊愈，不留后遗症。"坏"的发炎则完全不同，往往代表"发炎机制"失控，炎症变化转为长期现象，属于全身性、系统性，不易察觉，犹如战争变为长期的地下游击战，烽火连天，但却看不见真正的战场，因此难以掌握、易被忽略。更重要的是，“慢性发炎”几乎是所有退化性、衰老性毛病，像糖尿病、心脏病、动脉硬化、老年痴呆症、帕金森氏症、慢性肝炎、自体免疫疾病、各类关节炎、某些癌症等的命运共同体，亦是致病的重要因素，贻害很大。因此，“慢性发炎”就像绵延不断的战事，弄得家园支离破碎、民不聊生，所有这些问题其实才是大部分人的“隐性梦魇”！

星星之火，可以焚身！

我们在前面提到“发炎”原是一种自我保护机制，但为什么又会出现所谓“坏”的“慢性发炎”，演变成危害健康的“元凶”呢？在知道其中道理之前，须进一步了解急性和慢性发炎的不同之处。

基本上，急性发炎是经过触发、活化、调度、清除及修补五个生理变化阶段①，才使感染被控制，伤口可愈合，新细胞再长出，然后恢复原有功能。“慢性发炎”则刚好相反，顾名思义，急性是马上（一定时间内）把工作（发炎）完成；但慢性则是“歹戏拖棚”，修复延误。

慢性发炎通常是诱使发炎的扳机不停地扣着，例如一直

① 发炎生理变化，包括五个阶段：

1. 触发：细菌入侵或组织受伤即启动发炎机制。
2. 活化：发炎物质被活化并释放至血液中。
3. 调度：发炎物质指挥白血球等细胞到伤患处进行战斗或清理工作。
4. 清除：白血球像军队一样歼灭细菌（吞噬作用）及清理废物。
5. 修补：最后由纤维细胞（好像人体工兵）作整理及维修现场。

接触过敏源或暴露在化学毒素中而不知，感染的病毒挥之不去，像B、C型肝炎病毒带原。长期扣着扳机代表“活化”持续，各种与发炎有关的细胞不断被调派去患处，炎性物质持续释出，清理的工作越来越难以完成，附近的组织开始受到波及，修补工作负担加大，受伤处不易愈合或出现疤痕、瘢块情形（这些状况发生在血管内，就是形成粥状硬化、胆固醇积聚、管径变窄、血压上升、血管开始阻塞；出现在肝脏，就是大家常听到的肝纤维化、肝硬化的形成），到这个时候，功能失调变成常态。不过，更重要的是慢性发炎大部分会演变成全身性、系统性，而且无法真正痊愈或愈合。

此外，发炎的组织会产生“放射式”效应，使得看起来毫不相关的远处器官受影响。例如近年来研究显示，慢性牙周病或牙龈炎会引起血管硬化，并且与冠状动脉病变（冠心病）及脑中风有关；长期大肠激躁症和“肠渗漏”现象（第十章）与关节炎关系密切等。显然，即使一开始看似无关痛痒的小发炎，假如让它变成长期慢性的话，许多出乎意料的毛病就会产生，出现城门失火，殃及池鱼的景况。但为什么那么容易变成慢性呢？这就是前述的当代生活方式，尤其是饮食方式，使很多人身处“易炎”状态而不知。因此要避免“星星之火”焚身，去除慢性发炎“原因”与降低发炎“风险”确是首要任务（表9-1至表9-7），但在病态年代中，要真正做到这两点并不容易，因此设法平衡“发炎机制”，让发炎物质得到安定，不失为更切实际的做法。当然把“发炎—消炎—肠渗漏—发炎”的恶性循环打破，建立一个不易打破“发炎—消炎—肠渗漏—发炎”的恶性循环，建立一个不易发炎的身体，是终极目标。

发炎的身体就是终极目标了。

“发炎—消炎—肠渗漏—发炎”的梦魇旋涡

现行的医疗观念，碰上任何发炎，不管是意外损伤、运动扭到，抑或喉咙疼痛、关节发炎，大部分人都会想尽办法用药物（找医生或买成药）来止痛消炎，于是服食各种消炎止痛剂、抗生素成了标准治疗惯例。事实上，在所有的药物中，消炎止痛剂是最多人花钱购买的药物，也是在畅销药品，特别是“成药”排行榜中名列前茅的，大众所熟悉的像百服灵、阿斯匹林及许多所谓“非类固醇消炎止痛剂”等，真是不胜枚举，而抗生素的滥用，更是到了几乎不可收拾的地步。但您可知道这些药物的作用，只是短暂地阻断发炎过程，或滥杀了无辜（好、坏细菌一起消灭），而完全没有根除发炎的原因、诱因。除了掩盖症状，非类固醇消炎止痛剂类更是高居药物不良反应的榜首（《美国内科学杂志》1997年的报告中，美国每年平均就有7000多人的死亡与76000多人的住院是与非类固醇消炎止痛剂有关）。

事实上，这类药物最大的问题，就是出现所谓“两难局面”，因为止痛的同时，却不断刺激肠黏膜，破坏保护黏膜的因子，引起慢性肠道发炎，逐渐出现“肠渗漏”现象，长期依赖这些药物的人，等于让长达30尺的肠道，长期笼罩在“炎性风暴”之下，持续触动人体最大的免疫网（没错，肠子是最大的免疫网），造成“肾上腺压力”现象，引起

“皮质醇”分泌增加，阻碍修复功能，干扰免疫力，也埋下日后发生“肾上腺疲乏症”(第八章）的祸根；而抗生素的过度使用，更是造成“肠道生态”失衡的一个主因（第十章)，而且同时也会产生“肠渗漏”状况，出现“肠漏综合征”，使得原想消炎却反而使发炎的状况全身化，波及其他组织、器官，结果是前有狼后有虎，“一波未平，一波又起”，掉进了“发炎—消炎—肠渗漏—发炎”的恶性循环、梦魇漩涡！

不做“易燃”人体，避免与“炎”共舞

如果把“发炎”喻为“山火”，我们都知道太干燥的气候，烈日（发炎物质）当空最容易发生山火，一根小火柴(扳机）就可造成熊熊烈火（急性发炎)，一发不可收拾，即使烧完了也到处留下残火（慢性发炎)，但另一方面，假如雨水（消炎物质）充足的话，就会森林茂盛、绿草如茵，同样的一根火柴，可能只点燃一片树叶。显然“火柴”不是造成山林大火的原因，它只是诱因的“扳机”，阳光和雨水的平衡，才是决定森林是否容易大火延烧的“前因”，烈日促进“生火”，雨水则协助“防火”。当“发炎”与“消炎”因素失衡，亦即只有烈日而缺雨水，就容易导致各种炎症的发生。因此，所谓“坏”的发炎，主要是体内炎症状况失去平衡，所以针对“平衡因素”矫正就是关键！

基本上，“平衡因素”主要在于发炎物质，而所有发炎物质会受到前述生活方式的影响，其中“饮食”一环尤其重

发炎物质会受到生活方式的影响，其中“饮食”一环尤其重要。

要，特别是所食用的“油脂”，油脂对了，可以消炎；油脂错了，就容易发炎。许多人长久以来被误导，只要听到油就唯恐走避不及，滴油不沾，殊不知油分好、坏，现代人的问题不在于吃油，而是“吃错油”。所谓错的油，指的是那些被过度宣传的“不饱和脂肪”和“转化油”（“氢化油”或有人说“反式脂肪”），因为这些都是经过加工而来，实际上是“人造油”，亦即原来的油脂化学结构已被改变，会造成体内的细胞倾向增加制造“发炎物质”，因此长期食用之后，就会出现只有烈艳阳光而无甘露雨水的森林环境，使您成为“易燃”一族！所以要避免“与炎共舞”，首先就是要找出您的可能发炎原因及风险（表 9-4 与 9-7），第二是应检视您常吃的食物，减少“易炎”食物，增加“消炎”食物（表 9-2 至 9-6），最后则是改变您的饮食方式。

原则上，从饮食方式来平衡发炎因素，有下列几个要点：

1. 食用真正完整而非加工的食物（参见表 4-4），例如选择猪肉而非火腿，鲜鱼而不是鱼罐头，苹果而非瓶装苹果汁。

2. 食用大量蔬菜，特别是十字花科，像菜花，芥蓝菜，绿色叶菜类，荚豆类。

3. 尽量以低升糖指数食物为主（表 9-4）。

4. 多吃高抗氧化食物（表 9-6）。

5. 油脂以单元不饱和油脂如橄榄油为主，避开加工的多元不饱和油如玉米油、芥花子油、色拉油。高温烹调则以牛油、椰子油，或棕榈油优先（但不要超过热量的 10%）。

6. 要避开个人过敏的食物。

7. 减少食用红肉类如牛、羊、猪等。

8. 适当补充协助消炎的营养物（表 9-5）

表 9-1 引起发炎的常见原因或诱因

1. 感染（病毒、细菌或霉菌：最易隐藏在牙龈、肠胃道及生殖器官）。
2. 过敏（食物与环境）。
3. 外伤或创伤（意外或运动）。
4. 氧化压力与自由基（参见第七章）。
5. 毒素（内毒素及外毒素如农药、化学物质、环境污染）。
6. 胰岛素阻抗现象：代谢综合征。
7. 过重或肥胖。

表 9-2 常见"易炎"食物

1. 糖（淀粉）类：白面粉制品如白吐司、包子、馒头、面食等。
2. 有壳海产类：虾、蟹、蚝、螺、干贝等。
3. 红肉：牛、羊、猪。
4. 罐头、加工食品、罐头火腿（午餐肉）、香肠、腊味。
5. 乳类制品：牛奶、乳酪（芝士）、奶油、冰淇淋（雪糕）。
6. 油脂：油酥、人工植物油、转化油、沙拉酱（像千岛酱）。
7. 饮料类：汽水、酒精、咖啡、红茶、色素饮料。
8. 糖精类：糖浆、白糖、方糖、糖包、代糖。
9. 其他：鸡蛋、比萨、饼干、甜甜圈、爆米花、西点、蛋糕。

表 9-3　常见“消炎”食物

1. 五谷类、大麦、糙米、小米。
2. 鱼类（鳕鱼、鳟鱼、比目鱼）及瘦肉如土鸡。
3. 豆类：青豆、豌豆、黑豆、黄豆、扁豆。
4. 坚果类：杏仁、腰果、核桃、夏威夷豆、芝麻、南瓜子。
5. 饮料：米浆、豆浆、杏仁奶。
6. 蔬菜类：特别是绿色叶菜类、十字花科如菜花、芥蓝菜。
7. 油脂：橄榄油、亚麻子油、南瓜子油。
8. 水果：甜分较少的水果如柑橘类、柠檬、草莓、蓝莓。
9. 香料：肉桂粉、姜黄粉、大蒜、姜、芹菜、麝香。

表 9-4　低升糖指数食物

• 荚豆类、大豆、黑豆、扁豆、青豆。
• 蛋白质类（肉类、鱼类、蛋类、乳酪、奶制品）。
• 水果（李子、苹果、桃子、柳橙、葡萄柚、水梨）。
• 蔬菜类（绿叶蔬菜、番茄、低淀粉瓜果类）。
• 脂肪类（橄榄油、牛油）。
• 全谷类（糙米、黑麦、大麦）。
• 坚果类。

表 9-5　消炎的营养物

• 姜黄素/辣椒素。	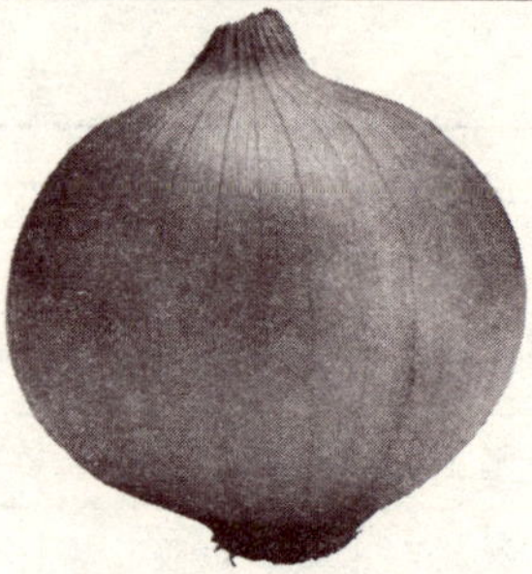
• 乳香。	
• 凤梨素/迷迭香。	
• 鱼油/亚麻子油。	
• 姜/大蒜/洋葱。	

表 9-6　高抗氧化食物

• 梅子（西梅）。	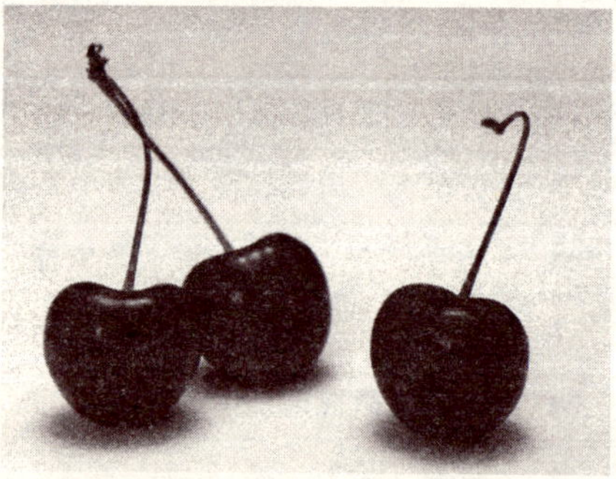
• 葡萄干。	
• 蓝莓/草莓/木莓。	
• 甘蓝。	
• 菠菜。	
• 菜花。	
• 甜菜。	
• 苜蓿芽。	
• 球芽甘蓝。	
• 红椒。	
• 李子。	
• 樱桃。	
• 洋葱。	
• 红葡萄。	
• 柳橙。	

表 9-7　易炎一族的风险评估（回答“是”超过五项或以上的即属高风险）

1. 住在大城市/活动在通风不良的建筑物内。
2. 年龄超过四十岁。
3. 有吸烟习惯。
4. 每周运动少于三次，每次少于三十分钟。
5. 体重超过标准 10%或以上。
6. 曾因重大伤害住院。
7. 每周食用深海鱼类少于两次。
8. 常感疲倦、易累。
9. 常感压力。
10. 常感情绪低落或忧郁。
11. 常暴露在有农药的地方。
12. 常有皮肤毛病或疹子。
13. 常失眠或睡眠不佳。
14. 易伤风感冒（一年超过四次）。
15. 有过敏性鼻炎、花粉热。
16. 常患牙周病。
17. 牙龈易出血。
18. 常感关节僵硬或肌肉酸痛。
19. 有高血压。
20. 有气喘毛病。
21. 血糖曾超过 100mg/dl（或 5.6mmol/dl）。
22. 曾患各种慢性炎症如：支气管炎、肝炎、关节炎、大肠炎等。

第十章 肠胃功能失调——“肠渗漏”综合征

大多数人对肠胃系统的认识，大概只有在“消化”及“排泄”方面，但实际上，肠胃功能之多样性，在人体健康上所扮演的角色可真是多姿多彩！

“蝴蝶效应”

“一只蝴蝶在巴西拍动翅膀，两周后可能在美国德州引发龙卷风……”

20世纪60年代，麻省理工学院天文学家Lorenz教授针对气象变化，发表了名震一时的“蝴蝶效应”现象，原意是描述在任何系统中，只要开始设定的条件有一点点不同，都会产生不可预测的后果，这个“假说”所阐述的，其实就是环环相扣的“整体”概念，后世把这种现象引申至无论任何事件、系统、领域、市场或社会，原始的一小步差错或分歧，往往都可能带来无法想象的深远影响。对身体健康来说，何尝不是如此？正所谓“牵一发而动全身”，而当中最能反映这个观念的就是“消化系统”了。事实上，本书的一个很重要目的，就是希望读者能够对“健康”重新建立一个“整体观念”，而不要局限在狭窄的某某“解剖”部分，造成头痛医头、脚痛医脚，顾此失彼，甚至掉入见树不见林的境地。

在行医20余年中，有颇长的一段日子，作者专注于肝胆肠胃的诊疗及研究工作，也是台湾最早发表有关“脂肪肝”与“酒精性肝病”论文的研究者，与其他的消化系专科医生一样，每天接触的都是大众耳熟能详的毛病，像胃食道逆流、消化性溃疡、胃炎、大肠激躁症、肝炎、脂肪肝、酒精性肝病、胆结石、肝癌等。

可惜主流的“消化科”专家，大多只关注“局部构造”方面的病变，专精于各种高科技“影像诊断”，从胃肠X光摄影、内视镜、超音波、核子扫描到血管摄影、电脑断层、核磁共振等。尽管通过这些检查技术确能发现细小病灶，找出小至半公分的肿瘤、毫无症状的结石……，但过度把焦点放在结构上，忽略“肠胃功能失调”带来的全身性影响（主流肠胃科对“功能性胃肠病”多数只以“心身症”视之，而仰赖镇静剂等药物治疗），除了难以解决众多“功能性毛病”的困扰外，更错失真正“预防”的机会，陷入只有药物治疗的方式。

另一个原因是，未能正视其他可引起消化系统变化的因素，例如“心智——肠胃层面”、肠道菌丛生态、肠道相关免疫组织状态、肝脏解毒能力、食物过敏与“肠渗漏”等带来的冲击，往往让许多人在出现所谓的“蝴蝶效应”毛病时，无法了解及因应。基本上，之所以导致这种情况，就在于主流医学普遍缺乏前述所强调的“整体观念”及过度依赖“药物”的治疗模式。

肠黏膜的完整性、肠道的菌丛状况，也是决定食物能否发挥健康效用的因素。

肠胃功能只是消化食物吗

“国以民为本，民以食为天”；“人体以细胞为本，细胞靠营养为生”。没有良好的人民，难有健全的国家；没有正常的细胞，也不可能有健康的身体。正常细胞是建立在正确的营养及有效代谢的基础上，营养来自“食物”，“食物”是动力的源泉、传送生命信息的使者，犹如汽车在路上奔驰全凭“适当”的汽油，但燃烧汽油所带来的废气亦须有效排放，才不致阻碍引擎的功能及寿命；同样地，食物分解后也会产生废物甚至毒素，当然也需要细胞有效地处理，才能持续维护正常功能。

基本上，食物的“本质”固然会影响细胞的营养状况及信息互动，但消化、吸收、同化（利用）及代谢（排泄）等肠胃功能更为关键。此外，肠黏膜的完整性、肠道的菌丛状况（下述），也是决定食物能否发挥健康效用的因素。不过大多数人（包括许多医护人员）对肠胃系统的认识，只停留在“消化”及“排泄”方面，但实际上，肠胃功能之多样性，在人体健康上所扮演的角色可真是多姿多彩！

肠胃道的功能

- 营养功能：食物的消化、吸收、同化、代谢、排泄作用。
- 屏障功能：肠黏膜具有保护作用、防止异物入侵。
- 排毒功能：配合“肠肝循环”及“拒载”效应，对环境毒素、内毒素、残余药物等进行排除及清理。

● 免疫功能：肠道相关免疫组织是人体最大免疫系统，产生免疫球蛋白（slgA），进行过敏原处理。

● 生态功能：菌丛分布，共生作用。

● 大脑功能："肠内神经系统"又称第二大脑，具神经传递作用，发出肠–脑反应，与情绪、感官、压力互动等。

● 资讯功能：制造神经传导物质（例如与忧郁有关的血清素），利用食物作为信息物质以便细胞之间得以沟通。

能入口的就是食物吗

相信大家从小就听过"病从口入"这句话，西方的谚语也有一句"You are what you eat"。虽然两者文义不同，但却有"所见略同"之妙，所表达的信息就是食物直接影响我们的健康。西方医学之父希波克拉底的名言："让食物成为您的良药；良药就是您的食物。"而中国数千年来的"食疗"亦盛行至今，显示东西方对食物的重要性看法一致，不过除了食物，更具关键影响的则是肠胃的功能状态。

一直以来，大多数人都有一个错觉，以为只要能入口的东西就是食物，已经吃进肚子的就属于我们体内。其实肠道从"口腔"至"肛门"是与外界完全相通的，任何吃进的食物在未经吸收前都不属于身体。更重要的是，在每天的进食过程中，除了具营养价值的食物外，还包括众多的加工食品、垃圾及冒牌食物，且中间还夹带大量的"有害物质"，包括环境毒素、化学添加物、防腐剂、人工色素、过敏原、残余药物、氧化物、致癌物质、细菌、异物等，这些有害物质不但无法提供营养，甚至会破坏肠道黏膜，阻碍正常食物的消化、吸收，增加肝脏的解毒负担，并且会造成许多所谓的“食物不良反应”（例如食物过敏、肠胃炎等）。很明显地，我们的肠道内可真是“牛骥同一皂、龙蛇大混杂”。因此，肠道必须有能力区分正常的食物与有害的物质才能保有其完整性，这也是肠道一项不能忽视的重要功能。

另一方面，我们每次吃进的“食物”，都必须经过各种酵素（酶）、胃酸、胆盐、胰液等分解（消化）、吸收（食物分解后进入血液）、同化（营养素进入细胞）才能真正被人体利用，例如牛排变成氨基酸、意大利面变成葡萄糖、食用油转成脂肪酸等，在尚未完成这些过程之前，所有这些所谓食物都只是外界分子，对身体来说完全是“陌生者”，是需要被“留校察看”的，因此肠道就必须严格把关。换言之，除了消化与吸收作用外，肠道实际上是人体一道非常重要的屏障，亦是身体最大的淋巴免疫系统，拥有身体最多的淋巴组织（才有足够力量对付有害物质）。基本上，消化道具有三种防御能力：

1. 物理性：上皮细胞紧密接合，防止有害物质溜进血液中，“肠道黏液”可防止细菌及异物份子黏附在肠壁上产生病变。

2. 化学性：各种分泌物如酵素、胃酸、胆盐等协助分解食物，消灭有害细菌等。

3. 免疫性：肠道的免疫系统是体内最大免疫系统，负责产生“分泌型免疫球蛋白 A（slgA）”作为人体黏膜最佳的“海岸防卫队”，阻挡像病毒、细菌、霉菌、异物、毒素等入肠道的免疫系统是体内最大免疫系统，负责产生“分泌型免疫球蛋白A”，作为人体黏膜最佳的“海岸防卫队”。

侵。事实上，人体70%的免疫系统环绕着肠道，尤其是集结在小肠附近，肠道每天产生的免疫球蛋白比身体任何其他部分都要多，但长期饮食不良或持久处于压力状态则会减少产生，后果变得容易发生黏膜毛病，像呼吸道感染、口腔炎、膀胱炎、阴道炎、肠胃炎等。

肠道发生“土石流”，身体出现“大地震”

肠道全长约25–30尺，总表面积相当于一个网球场的大小，由于肠道实际上是与外界完全连接的，时时刻刻都要面对不同的环境挑战，因此肠道壁（黏膜）的完整性非常重要，每天从肠道经过的物质如前述，皆需要经过肠道黏膜细胞加以筛选，以免伤害性的毒素、微生物及未经完全消化的食物分子进入血液中，产生不良反应。但另一方面，黏膜亦要肩负吸收利用各种已经消化过的食物的责任。

由此可见肠道一直都扮演“多重角色”，既要作为人体屏障（像皮肤的角色），又是最大的免疫系统，也是消化食物、吸收营养的地方，当然更是排泄废物的所在。因此如果肠道壁受损，就会产生类似“渗漏”的现象（发生之原因参考表10-1），就好像房子漏水，若不及早赶紧加以修补，碰上风雨交加时，就会变成“屋漏偏逢连夜雨”的困境，后果恐怕超乎想象，亦即肠道一旦形成“肠渗漏”现象，许多病态情况就会陆续浮现（表10-2），产生所谓的“肠渗漏综合征”。这个时候，虽然肠道只是出现“土石流”，身体可就发生“大地震”了！

表 10-1　肠渗漏综合征的原因

• 长期使用非类固醇消炎止痛剂
• 慢性压力
• 菌丛失衡
• 环境毒素/内毒素（经食物代谢后之废物）
• 食物过敏
• 老化
• 酒精滥用
• 慢性炎症
• 重大创伤
• 化疗/电疗
• 患艾滋病

表 10-2　与菌丛失衡/肠渗漏综合征有关的症状及征候

• 腹痛/腹胀（尤其是餐后）
• 便秘/腹泻
• 消化不良（打嗝、胀气、蠕动声明显）
• 疲劳/倦怠
• 慢性肌肉关节疼痛
• 思考衰退/记忆力衰退
• 情绪波动
• 免疫力差/易感冒
• 慢性皮肤病变如青春痘、湿疹、皮疹

肠道一旦形成“肠渗漏”现象，即产生所谓的“肠渗漏综合征”。虽然肠道只是出现“土石流”，身体可就发生“大地震”了！

肠道发炎，肠渗漏症与不明原因疾病

还记得前面两章所提到的“发炎”与“压力”吗？由于当代的生活方式（压力、毒素、缺乏睡眠等）与饮食形态(高糖、咖啡、酒精、垃圾食物、食物过敏等）很容易成为肠道发炎的诱因，再加上药物滥用（抗生素、非类固醇消炎止痛药等)，隐性肠道发炎几乎快到了“人人得奖，永不落空”的地步。一般来说，肠道发炎的结果就是“肠渗漏”变化的开始，当出现“肠渗漏综合征”时（症状与征候参考表 10-2)，也就是“蝴蝶振翅”之日了：

1.首先肠道发炎时，会减少消化酵素的分泌，消化能力下降，消化不良的结果就是常常出现胀气、打嗝、排气（放屁)、便秘或腹泻等症状，此时亦是“大肠激躁症”可能被诊断的时候。

2. 肠道发炎时，容易造成吸收不良，营养缺乏。

3. 发炎又会造成“肠渗漏”的出现，使部分食物未经完全消化而形成食物过敏原。

4. 肠道排泄受到抑制，容易造成“化学敏感症”。

5. “肠渗漏”也使得其他内外毒素、代谢产物、氧化物等进入血液中，增加肝脏解毒的负荷。

6. 肠道发炎使免疫球蛋白 A 生产减少，造成口腔、鼻窦、膀胱、阴道、呼吸道等容易受感染，也会使酵母菌异常增加，甚至出现“念珠菌感染”。

7. 某些从食物及环境毒素而来的“化学物质”会导致神

经荷尔蒙失调，影响“认知功能”，甚至“性格行为”。

8. 另一方面，一些肠道细菌甚至出现“细菌迁徙”（细菌搬家）现象，造成其他器官像膀胱、阴道等发炎。

9. 肠渗漏也容易造成食物过敏，挑起所谓的“交叉反应”，引起一些“自体免疫疾病”的发生。

10. 当慢性肠道发炎持续，会令肾上腺压力增加，最终产生“肾上腺疲乏症”。

凡此种种，后果就是使身体功能失常或衰退，终至器官发生病变，甚至出现许多所谓不明原因的疾病（表 10-3、表 10-4）。

表 10-3　与肠渗漏综合征有关的毛病

• 营养不良
• 慢性肠炎/大肠激躁症
• 皮肤病变/荨麻疹/湿疹
• 过敏症/气喘
• 偏头痛
• 慢性关节病变/僵直性关节炎
• 自闭症/过动症
• 肝炎/肝机能异常
• 慢性疲劳综合征
• 自体免疫疾病如类风湿性关节炎、红斑性狼疮、多发性硬化症等

长期的“菌丛失衡”造成肠道慢性发炎，影响身体健康，某些病原菌甚至会产生致癌物质，或引起神经及免疫系统问题。

表 10-4　与菌丛失衡相关的疾病

• 局部： 憩室炎/大肠炎、大肠激躁症、大肠息肉
• 全身： 皮肤：湿疹、慢性荨麻疹、痤疮、牛皮癣 骨骼关节：肌肉纤维疼痛症 心脏血管：动脉硬化症、心衰竭 免疫系统：类风湿性关节炎、红斑性狼疮、慢性疲劳免疫不全综合征 内分泌：压力综合征、荷尔蒙失调 生殖泌尿系统：阴道炎、膀胱炎 神经精神：过动症、自闭症、偏头痛、精神分裂症 癌症：大肠癌、乳癌等

虫虫危机！寄居肠道的“常客”比主人——“细胞”还要多

在人体演化过程中，肠道内菌丛林立，常驻扎于内的菌种超过 400 种，菌株繁杂且时有变动，重量可达 3–4 磅，数目之多，高达百兆之谱，远超过身体所有细胞的总和，可真是非常独特的“器官”，也可以说是人体内另外一群“生命体”。通常胎儿在出生之前，尚在母体内时是属无菌状态的，而在出生那一刹那，从产道与外界接触，各种“微生物”才开始在人体内进行“拓殖”，这是一个非常关键的时刻，因为早期拓殖的细菌，对人体日后的免疫能力具有举足轻重的影响。最新的医学研究发现，剖腹产的婴儿免疫能力较差，并较自然生产的婴儿容易罹患过敏、异位性皮肤炎等毛病。

除此之外，细菌也会趁婴儿进食、呼吸或接触周遭环境时从皮肤、黏膜等进驻人体，通常进到人体的大部分细菌都会栖身于肠道内进行“卡位”，“它们”从肠道摄取养分，并产生代谢物。

事实上，它们的存在是与人体呈现“共生状态”，这种“共生”是为彼此利益而一起生存，大家自然和谐相处，相互提供必需的营养物质或生命功能，通常我们不会察觉它们的存在。不过，就像人类社会一样，总有好人、坏人和鄙劣的人，当社会规范良好、制度健全时，公平和正义可以伸张，坏人会受到制衡，人民各司其职、相安无事。然而一旦发生“失衡”，民心浮躁、和谐破坏，“坏菌”势力高张，肠道内环境生态丕变，有害菌开始异常增加，就好比社会失序，对立升高，此时我们就处于一种称为“菌丛失衡”的状态，身体健康便开始亮起红灯！

菌丛失衡，谁来当家

一般而言，肠道内的菌种大致可分为三大类，第一类为“共生菌”（又称益生菌），提供有益于人体的服务，例如：

- 制造维生素：B群、A、K等。
- 营养大肠细胞，活化抑制肿瘤基因，降低癌细胞生成机会。
- 平衡肠道酸碱状态，促进食物消化吸收。
- 协助肠蠕动及排便，降低肠内毒素。
- 促进正常代谢功能、免疫防御能力。

"肠道渗漏"与"菌丛失衡"是"病态年代"中不容忽视的两大致病祸首！

第二类为"共栖菌"，一起生活但不提供特别服务，亦无害人体，但在"菌丛失衡"时会改变特性，甚至变成害菌。

最不好的是第三类，称为"寄生菌"或"病原菌"，这类细菌会释放毒素及有害代谢物，也会引起慢性发炎，例如一些带有特殊"基因型"的人，当肠道寄居某种细菌时，会诱发"僵直性关节炎"。事实上，长期的"菌丛失衡"会造成肠道慢性发炎，导致"肾上腺压力"增加，而影响身体健康（参阅第九章）。此外，某些病原菌甚至会产生致癌物质，或引起神经及免疫系统问题。

表 10-5 肠道生态失衡（菌丛失衡）的原因

• 饮食不当（过多脂肪、糖类）
• 长期压力
• 抗生素过度使用
• 长期使用消炎止痛药
• 口服避孕药
• 免疫能力下降
• 消化功能不良
• 肠道感染
• 环境毒素
• 肠道酸碱值改变

第十一章　小心毒物就在你身边——环境毒素

自20世纪40年代后期“石化产业”起飞，人类的健康问题就出现与环境因素息息相关的新一代疾病形态，人人闻之色变的“癌症”与“心血管疾病”发生率扶摇直上，成为先进国家的头号杀手，扮演推手之一的就是“环境毒素”。

全副“化”装的21世纪人类

“病态年代”最典型的现象，莫过于排山倒海的“环境毒素”史无前例地淹没了整个地球！从南极冰川到北极冰帽，真是铺天盖地，无一幸免，已经没有一处找不到残余的人工化学物质，当然也包括在你我的体内！

生活在21世纪这个年代，鲜有例外，每个人最亲密的伙伴，不是父母家人或爱人同志，而是“化学产品”！“化学使生活更好”是20世纪“化学家”许给“人类”的承诺，事实上，化学工业是延续后“工业革命”经济发展的主轴，也是二次世界大战后，全球最重要的产业之一。环顾所有经济发达及发展中的国家和地区，日常生活中，无论在衣、食、住、行上，应用化学的层面，已多到数不胜数的地步，其中“石油化学”更是位居龙头地位，各种中、下游产业也是与石化业息息相关，所有经“石化”直接或间接生产的东西，从汽油、燃料、塑胶、建材，到医疗、食品、民生、化妆等产品及用品，都已深入民间每一个环节。

从早上睁开眼睛走进浴室，迎接新的一天开始，先是牙膏、肥皂、个人卫浴用品，再到各式各样的护肤产品、乳液、化妆品，乃至香水、古龙水、指甲油等，现代人“出门”可真是全副“化”装，“石化”十足。

另一方面，婴儿喂食用的奶嘴、奶瓶，一罐罐标榜营养的婴儿食品，方便妈妈的幼儿纸尿片，还有小朋友吃的包装谷物、薯片、饼干，大大小小的瓶装、罐装饮料，各种五彩缤纷的玩具，“化学物”可真是向下扎根，自你我小时候就“常伴左右”。超级市场各类外表美轮美奂的“食品”，一包包的“预熟餐点”，各式“科技食物”，所有这些以塑胶材料作材质或包装的产品，全赖石化业的“贡献”。而经“化肥”灌溉、“农药”洗濯的蔬果，则是另一类现代人毫无选择、必须遵从专家建议，努力争取的“健康食物”。

上学、上班途中，走在街道的柏油路上，汽车排出来的废气，大楼空调的排气，夹带各式各样的悬浮微粒，无一不是与化学相关，也无人能置身其外。教室里、大楼内、办公间，处处充斥着混杂空气，散发着来自各种建材的甲醛、溴化二苯醚（PBDE）、挥发性有机溶液（VOC）与其他“内分泌干扰物（EDC）”(下述)，无论男女老幼，简直就是泡在化学浓汤之中……

回到家中，应该是产生“回家真好”的感觉的时候，只可惜不管装潢如何，用的是地板还是地毯，都离不开要与各种油漆、地腊、灰尘、微粒、VOC 等做第一类接触，加上五花八门的厨/卫清洁剂、洗洁精、亮光剂，衣柜内的除臭剂、樟脑丸、干洗衣物，各种家居打扫工具、杀虫、灭蚊、克蟑产品，通通一应俱全，人人也因此才感到居家安全、与细菌隔离、十分卫生！

但讽刺的是，环境研究资料显示，在室内暴露的“VOC”比户外高出3~5倍，甚至有些高出10倍以上！前述所有行为、活动、现象早已成为现代生活的一部分，人人习以为常，有何惊奇之处？但您可知道，用来保持美化、清洁、卫生的科技产品，几乎都属于“持久性有机污染物”或“内分泌干扰物”（EDC），众多的健康问题、功能失调即是由此衍生！但现代“西医”却几乎对这些现象“视而不见”、“避而不谈”！

化学使生活更好？20世纪最大的健康谎言

要称得上“世纪谎言”，除了要人人深信不疑，奉为真理外，还要有蔚为风气，持久不衰的力量，因此，美丽的文字及语言包装就不可或缺了。当中最佳例子之一就是“杀虫剂”，多么英雄式的名词，也是近50~60年才有的名字，该杀的是“虫”，是人类的敌人，堂而皇之，师出有名。但您可知道，杀虫剂的问世，是一种“刺激需求”的产品，源自二次世界大战“化学武器”制造的延伸，是国际超级“化工业”为了战后延续产业生命的“黄金”产物（2001年在全球超过350亿美元的农化产品之中，84%就被全球十大农化企业所控制）。基本上，“杀虫剂”是以“昆虫”实验发展出来的，为什么？因为昆虫拥有与人类相似的“神经传导物质”！亦即杀虫剂是可毒害“生物”的毒药！您以为被杀的只是虫、害虫，与您无关吗？难道真的仅是“虫”者有份？难道人类不是生物？

正确来说，这些产品的名称应为“生物毒药”，显然，制造者费尽心思，用了动人的欺骗“字眼”，蒙蔽大众无知的“心眼”，好一个行销策略！事实上，大部分这些合成化学物除了具神经毒性外，也是属于“EDC”（内分泌干扰物），更是“POPs”（持久性有机污染物）的一种。长期接触，会产生“生物累积”效应，即使是极低剂量，也会造成神经、免疫及内分泌系统的损害，最可怕的是会影响人类的“传宗接代”，影响生育，祸延后世！

基本上，化学的重要性不用赘言，但化工业为求生存不计后果，只问业界短期利益，不管人类长期风险，毫无节制地推出难以认定安全的产品，放任误导与刻意隐瞒，以致到了滥用的境地，让化学根本未能使生活“更好”，只是使生活“方便”，却带来无穷的“麻烦”，为什么？因为后续深不可测的祸害，在人类历史中从未发生过！不只是挑战人类生存的进化能力，更带来地球上整个生态环境浩劫，让我们看看下面的研究报告：

- 自二次世界大战以来，单是北美地区，就有超过87000种不同的合成化学物在市场上出现，其中常用的15000种，每年产量达10000磅以上的却只有不到10%曾接受严格安全测试。此外，每年仍持续以1000种以上的新化学用品投入市场，散布在人类生活的每个角落。

• 从各项野生动物研究中发现，合成化学物（如 POPs）可阻碍婴儿发育、干扰性征发展、导致两性不分、破坏生育能力、降低智商、侵蚀免疫功能、改变性格行为。

• 自 20 世纪 50 年代开始，陆续出现全球性生物异常情况，先是加拿大的“秃鹰”减少、不愿交配，英国的“水獭”数量骤降；20 世纪 60 年代美国五大湖的“水貂”出现神秘生育问题；20 世纪 70 年代安大略湖的“银鸥”出现孵化缺陷，南加州的“海鸥”则发生两性异常状况；20 世纪 80 年代美国佛罗里达州的“鳄鱼”锐减，北欧大规模的“海豹”死亡；20 世纪 90 年代欧洲的地中海成群的“海豚”暴毙于海上；而近年来南极企鹅数目在遽减之中，北极熊更濒临绝种……！所有这些现象事后都发现是与 POPs 或 EDC（例如杀虫剂、PCB、DES、Dioxi）等化学物污染及环境气候遭破坏有关。

• 1989 年世界卫生组织（WHO）估计全球每年有 100 万件农药中毒事件，造成 2 万个死亡病例。

• 1992 年瑞典哥本哈根大学的研究，全球男性精子的数目从 1938 年到 1990 年间竟然下降了 50%，而问题则直指环境因素。

• 2001 年美国学者 Rudel 等人发表在《空气及废物处理协会期刊》的研究，显示家尘中含有 33 种而空气中有 24 种可导致乳癌的化学物质。

• 2005 年加州柏克莱大学的研究发现，曾被除草剂“亚脱净”污染过的河流，雄性青蛙出现卵巢！

• 美国环境保护署的资料，每一个现代人的体内估计至少有高达 100 种以上的人工合成化学物。

• 美国与加拿大每年花在治疗“与毒素相关疾病”的费用，高达 6000–8000 亿美元。

• 长期暴露在化学毒素下（例如杀虫剂、工业废料、重金属）已证实是帕金森氏症、多发性化学敏感症、慢性疲劳综合征、动脉硬化症、糖尿病等的主要致病原因。

• 美国癌症学会（ACS）最新估计高达 90%的癌症是与环境因素有关，大部分是由于致癌物质改变或破坏体内基因所引起，而致癌物质的主要来源就是环境毒素。

• 2004 年美国癌症学会的统计更显示，人的一生当中，男性罹患癌症机会的比例已上升至 2:1，而女性则是 3:1！

• 2006 年 7 月加州柏克莱大学发表环境毒素对人类下一代影响的研究，显示妇女在怀孕期间曾暴露在 DDT 污染之下的话，日后婴儿的神经心智发育明显受到影响，这也是首度针对人类研究，证实 POPs 可经胎盘传送给胎儿。

从上述各种资料显示，化学并没有如预期一般使生活更好，反而是造成“病态人生”的一项主因，自从 20 世纪 40 年代后期“石化产业”起飞，人类的健康问题，就开始出现了与环境因素息息相关的新一代疾病形态，人人闻之色变的“癌症”与“心血管疾病”发生率扶摇直上，成为先进国家的头号杀手，扮演推手之一的就是“环境毒素”。其中癌症在欧美国家都高居死亡原因的前三名，而在日本、台湾地区、香港地区等地更是名列十大死亡原因榜首，经年不坠，且占的比例都高达 1/4–1/3，而在中国内地，也占城市的死亡原因第一位，农村第二位，且每年遽增。

无处不在的三大杀手：农药、有机溶液、持久性有机污染物

1. 农药

相信读者对“农药”这个名字都不陌生，普遍知道它对人体有害，大量吃下会发生急性中毒，甚至致死。但您可能不知道，它的害处其实绝不仅仅在于急性中毒。基本上，农药与化肥已经成为现代农业发展的代名词，在前面第一篇中曾提到，当代的农业生产，已经不是由农民主导，而是属人口政策、政治议题，背后影响力更是不容忽视，其中包括具庞大政经力量掌控的跨国农化企业、食品制造业及食品加工业等。为了增加产能，几乎所有农作物都施加杀虫剂、除草剂，以减少杂草与虫害。此外，为了加速收成，使用大量化学肥料更是惯例。一般来说，农药指的是各种杀虫（包括霉菌、昆虫、老鼠等）剂、除草剂等。

自从瑞士化学家 PaulMuller 于 1939 年发现了第一种合成杀虫剂 DDT 后，由于费用便宜、效果显著、用途广泛(可对付各种虫类)、效力持久且不易被雨水冲走（非水溶性)，因此在当时被誉为“奇迹”产品，甚至大量应用在非农业用途上，而 Muller 本人也因此项发现而获得 1948 年的诺贝尔医学奖！但讽刺的是，早自 1944 年科学家们就发现残余的 DDT 存在于人体脂肪组织中，而灾难性后遗症也从此慢慢揭开序幕。

农药、有机溶液与持久性有机污染物，是人类健康的三大杀手！

1962年美国海洋生物学家Rachel Carlson发表了《寂静的春天》一书（下述），陈述这些化学物质破坏生态的严重性，掀起极大的社会回响，启发了草根环保运动（即由社会各阶层的平民百姓所发起的保护环境运动）①，也让美国政府终于在1972年禁止DDT的使用，而在20世纪70年代末期全面停止制造，只不过残余的毒素却并非就此销声匿迹，反而与大众长相厮守！此外，虽然发达国家已全面禁用，但由于第三世界的“疟疾”问题，目前还是以DDT消灭媒介蚊最具经济效益，所以这些地区仍然继续大量使用，随着大气与海洋气流，使毒素漂洋过海、飞天遁地进入食物链，威力犹存！事实上，即使DDT已禁用，但农药的使用却从未间断，成千上万的相关合成化学产品，如雨后春笋般投入市场，成为人类挥之不去的终极噩梦。

农药对人类的祸害，不单在于少数急性中毒（误食或自杀行为）的例子，而是农药属于一种“持久性有机污染物”（POPs）及内分泌干扰物（EDC），这两者影响人类健康才是难以估计的！

2. 有机溶液（VOC）

首先要了解，这里的“有机”是指含有“碳”原子的合成化学物，而非一般所谈的健康“有机产品”。

① 1970年4月的某一天，全美共有2000万人走上街头，向政府示威要求保护地球，停止环境破坏。空前的近1/10人口集体行动，震撼了美国政府，其后终于促成了“美国环境保护署”的成立，并促使国会通过干净空气、洁净水源与保护濒临灭绝物种等法案。同时更因为这次美国史上的第一次全国环境大游行，发展出每年的“地球日”。

基本上，VOC是一群工商业界用途甚广的合成化学产品，也是近代人类生活史上无法抗拒的物质，它具有低分子量、脂溶性、挥发性及液态等特点。所有个人或家居用品几乎都少不了它（表11-1）。VOC也是空气污染幕后的“大黑手”，其中含甲苯俗称“强力胶”的VOC更是一些青少年成瘾的毒物。VOC最主要的毒性是在“神经毒性”方面，影响中枢及周边神经系统，造成认知功能、记忆力、反应力、精细运动能力等下降，协调性、平衡性失调、情绪波动、易有麻痹感、手颤抖等。其他易受VOC毒性影响的系统尚包括：

- 免疫功能下降，抵抗力差、癌症发生率增加。
- 内分泌失调，容易不孕、流产、畸形胎儿、精子数目下降。
- 呼吸系统毛病，容易感冒、气喘、慢性气管炎等。

表11-1　常见含挥发性有机溶剂之个人或家居用品

• 各种油漆
• 各种溶液
• 喷雾剂（如空气清新剂、杀虫剂、防蚊液等）
• 化妆品
• 清洁剂
• 干洗衣物
• 地蜡/地毯
• 文具：胶水、涂改液、签字笔
• 报纸

事实上，1985年美国环保局所做的“总暴露量评估”的

大型研究发现，大部分 VOC 是在室内产生，包括从樟脑丸、除臭剂的聚二氨苯、塑胶品的苯乙烯、氯化烯，到乳胶制品、干洗衣物的四氯乙烯，以及油漆的二甲苯及汽油的苯及乙烷苯等。

3. 持久性有机污染物（POPs）

环境毒素中最难缠及最恶毒的则非“POPs”莫属，这是一群包括属农药的杀虫剂、工业用化合物、制造业副产品、焚化后化学物等在内的物质，所有 POPs 都具有下列特性：

- 以现阶段科技无法将之分解，亦不会从地球上消失。
- 具“生物累积”(累积在食物链中）及“生物放大”(人类为暴露最多之生物）效应，残留在所有生物脂肪之中。
- 可随大气气流及海洋水流，传送至地球上的每一个角落，长期滞留于自然环境之中。
- 是造成人类及其他生物众多健康问题的关键元凶。

在短短的数十年中，POPs 的污染程度席卷了整个地球，深深地破坏了陆地及海洋生态，地球上已经没有生物体内测量不到 POPs 的存在，只是多寡而已，从海洋生物到人类母乳都可发现它的踪影。由于 POPs 之后遗祸害实在太复杂，联合国终于在 2001 年制订“斯德哥尔摩持久性有机污染物公约”，共有超过 150 个国家签定，60 个国家形成法律，并于 2004 年 5 月正式生效，总共管制 12 种 POPs 的使用，包括阿特灵、可氯丹、DDT、地特灵、安特灵、戴奥辛、呋喃（furan)，飞布达、六氯苯、多氯联苯（PCB)、灭蚁乐、毒杀芬等。这些大部分都属于杀虫剂，也有工业毒素，如 PCB

及焚化后产物如戴奥辛等。

但是否管制了这 12 种 POPs，问题就解决了？当然不是！

由于 POPs 的特性之一就是不易分解，因此这些 POPs 早已化整为零，渗透在生物链及食物链中，并且部分经由母体传送，造成下一代的问题（视为遗传毛病），例如延迟受孕、发育迟缓等。事实上，除了上述十二种恶名昭彰的毒物外，目前会破坏健康的 POPs 更是在生活中与您如影随形，无法切割。有化妆吗？用塑胶品吗？要办公吗？使用电脑、行动电话？相信答案很清楚，因为所有这些和您天天接触的东西，没有一样与 POPs 无关。当中又需要特别注意的倒是 PBDE、DBP 与 BPA。

PBDE：溴化二苯醚

是新一代的 POPs，主要用途在建材的防火上，例如隔间用的防火板、电脑、家电产品、家具、沙发、地毯、行动电话等。1998 年瑞典最早发现 PBDE 残留在母乳中而作出禁用，欧盟也于 2006 年开始禁用。美加最近的研究，也分别发现此化学物出现在母乳中，而被加拿大环保法认定为毒素。事实上，目前已有许多证据显示，PBDE 会造成肝脏、甲状腺及神经系统毒性。

DBP：二苯磷甲酸盐

它是 20 世纪 30 年代发展出来的工业化合物，主要用途是使塑胶软化、可塑性增加；加深皮肤润湿、渗透效果等。应用之广从化妆品（特别是指甲油、彩妆品、护肤膏、乳霜等），卫生用品、食物包装、玩具到建材等，每年都有数以百亿磅的生产量，每一个人几乎都可通过消费产品、食物及室内空气与它做亲密接触。2000 年 9 月，“美国疾病管制局”（CDC）发表了一份研究报告，在 289 个人体测试中，全部都发现含有 DBP，其中更令研究人员吃惊的是受检人士中，届于生育年龄的妇女含量最高，进一步分析显示全美有 300 万的这群妇女，暴露的 DBP 含量比一般民众高出 20 倍！DBP 固然只是数以万计的环境毒素一种，但它所影响的层面却不是单纯“中毒”而已，而是造成“生育”及“后代”的问题。经过 60 年的使用，DBP 的害处在近年来才被关注，从各种动物研究中，均指出 DBP 会导致胚胎畸形、生殖系统异常（例如精子数目下降、睾丸发育不全、隐睾症）、免疫能力受损等。

Bisphenol-A （BPA）：双酚—A

BPA 用途相当广泛，包括食物和饮料包装材料、透明容器、合成塑胶产品、玩具、强化塑胶管、铺地的材料、建材采光罩、人造假牙、家用电器、电子零件、光碟、可再用瓶等。BPA 经由摄食进入人体的主要途径包括婴儿用的奶瓶、罐头的内附膜、牙齿的填充剂等。

由于婴儿正当发育时期，是最敏感且影响深远的时期，而许多塑胶奶瓶的成分几乎都含有 BPA，所有的独立研究（超过百篇）几乎都发现 BPA 的危害，美国旧金山在 2006 年 7 月颁布禁用含 BPA 的产品。基本上，过旧的塑胶制品应摒弃不用，做完牙齿处理后应多漱口，可降低 BPA 对人体的影响。

除了经由环境污染或职业暴露，人类对 POPs 的接触主要是由“食物链”而来，由于人类处于食物链的最顶端，因此污染物在各个生物体的累积都会反映到人类身上（生物放大效应）。而POPs对人体的毒性，除了急性中毒及致癌（特别是乳癌、前列腺癌）外，更重要的是POPs属于“内分泌干扰物”（下述），即使极微量也可能增加畸形儿的比率、发育问题、不孕、子宫内膜异位症、甲状腺毛病、智力减退、自闭症、免疫力降低等不良影响。未来十年间，POPs将是全球面临的最严重的环保议题之一。

至于生态影响方面，除了污染土壤及水源外，美国环保署的调查研究，有越来越多的数据显示，野生动物包括鸟类、鱼类、贝壳类、海龟类及哺乳类等，长久暴露在POPs之下，也会出现明显病变，真是“天长地久有尽时，只恨POPs无绝期”！

内分泌干扰物（EDC）——最大的荷尔蒙骗子

内分泌系统是体内的通讯服务系统，大部分属负回馈机制[①]，所分泌的“荷尔蒙”就是负责传送信息的工具。通常因应身体需要，联络有快有慢，慢的如信件，快的则像行动电话，但不管何种传递方式，最重要是通讯必须健全清晰，可以让正确信息传到每一个器官、组织、细胞、细胞核内的DNA等。这样我们的基因才可以正确指挥“标的”细胞群，进行各项生理/生化工作，例如血糖代谢、解毒作用、消灭

① 负回馈机制：是指身体荷尔蒙系统产生某些特定化学物质，去进行一些特定反应（作为资讯联络），当这些化学物质达到某一浓度时，就会启动一个自动机制，关闭指挥分泌这些物质的源头，避免反应过度，失去平衡。

坏细胞（细胞凋零作用，以免变成癌症）、压力反应等。显然，如果信息错误或不恰当，就会造成功能失常，甚至产生病变。

在过去半个世纪，人工合成的化学物（广义的环境毒素）悄悄进入人类世界，也渗透了整个大自然，这些与人体荷尔蒙化学结构类似的东西，为害之处就在于专门提供人体错误情报、混淆资讯、制造混乱，所以通称为内分泌干扰物（EDC）。这些外来异物亦有许多名字，包括：环境荷尔蒙、环境污染物、环境雌激素等。人类的进化从南方猿人算起，历经200万年，对这些只有短短数十载历史的EDC并无法即时辨别出来，因此让这些“异形”物质在人体内无恶不作，令细胞做出错误反应，从影响认知功能、干扰生育到癌性变化等，EDC被称为最大的荷尔蒙骗子，可谓当之无愧！

基本上，属EDC的毒物几乎囊括前述三大杀手，其中最常见的来源有：

- 杀虫剂：包括各种除草剂、灭蚊药、老鼠药等。
- 塑胶产物：包括制成品及丢弃废料，尤其是经焚化后的医院废物，是最大的戴奥辛来源之一（医院是救人的场所，但医院产生的废物却害人，是不是很讽刺），估计每四年全球就有“兆”磅的塑胶废物产生。
- 塑胶软化剂：还记得新车买来时的味道吗？其实就是聚氯乙烯（PVC）挥发出来的味道；还有保鲜膜、塑胶器皿、婴儿奶瓶、各种饮料的瓶子、香水、化妆品等。

- 一些药品：避孕药、合成雌激素。
- POPs：参考第151页。
- 各种含APES、NPES成分的界面活性剂如洗洁精、洗衣粉、去垢剂、去油剂等。

由于食物链是人类接触EDC或POPs的一个最重要来源，因此，大众更关心的应该是何种食物的含量最高，以便可以做出选择，以下是残余最高及最低的蔬果（来源：美国环境工作小组）：

十二种污染程度最高的蔬果

- 苹果
- 甜椒
- 芹菜
- 樱桃
- 葡萄
- 油桃
- 桃子
- 水梨
- 马铃薯
- 木莓（红莓）
- 菠菜
- 草莓

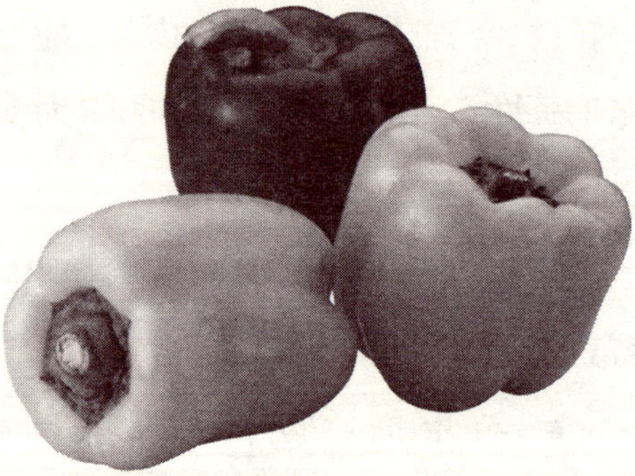

十二种污染程度最低的蔬果

- 芦笋
- 酪梨（牛油果）

- 香蕉
- 绿花椰菜（西兰花）
- 白花椰菜（菜花）
- 甜玉米
- 奇异果
- 芒果
- 洋葱
- 木瓜
- 凤梨
- 青豆

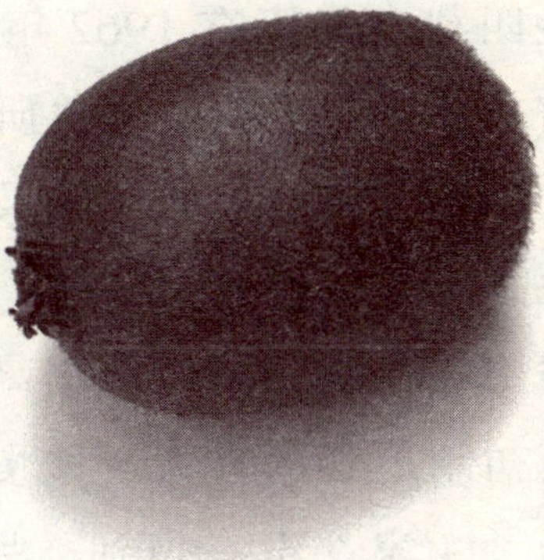

八种含残余 EDC 最高的蔬果

- 草莓
- 菠菜
- 白菜
- 樱桃
- 苹果
- 桃子
- 葡萄
- 杏

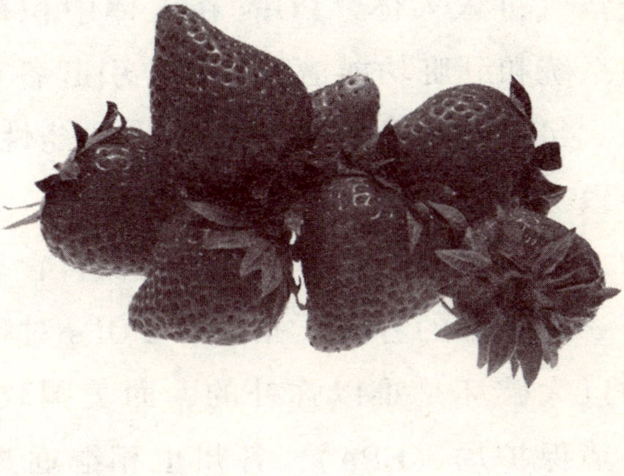

《寂静的春天》与《被窃走的未来》

——“环境毒素”祸延后代

1958 年，美国海洋生物学家 Rachel Carson，一位从小就对地球、海洋、大自然与生命充满热忱的生态斗士，费尽心力，深入调查合成化学杀虫剂对自然环境所造成的危害，历经四载，终于在1962年出版了《寂静的春天》一书，以寓言方式和丰富的科学研究资料，阐述了农药（特别是DDT）对环境污染的危害及冲击，分析这些“化学物”（其实就是POPs）对人类唯一的生态系统所带来的灾害，指出人类用“化学毒药”来提高农业产量，有如饮鸩止渴。她痛陈当初制造者的自大、傲慢和疏忽，使用者的无知、愚昧及贪婪。大家都没有想到，那些用来杀死所谓害虫的POPs会对环境及人类贻害无穷，祸延后代！

POPs通过空气、水、土壤等潜入农作物，残留在粮食、蔬果中，或经由饲料、饮用水进入了牲畜，继而又从食物链或空气进入人体。POPs在人体中积存，使神经、免疫、生殖系统和肝脏功能遭到损害，引起各种后遗症。此外，POPs的大量使用也使许多害虫产生抗药性，令生物链结构改变，导致一些原本无害的昆虫变为害虫，形成恶性循环。很明显的，从各项分析来看，人类正在自食恶果。

《寂静的春天》指证了POPs对环境及整个生物链造成的巨大破坏是难以弥补的，而美国政府终于在1970年成立环境保护局（EPA），各州也相继通过立法来限制杀虫剂的使用，虽然DDT于1972年开始禁用，但遗憾的是，农业工业化的结果，就是人们仍然依赖其他农药来维持粮食产量的提高，甚至有些地方，包括部分中国地区，非法生产和使用被禁用的农药的仍大有人在。据统计，发展中国家因农药使用不当而发生死亡事故者，每年都有上万起，超过 100 万人发生急性农药中毒。

随着《寂静的春天》的流传，“草根阶层”的环保运动陆续在全球展开，但具有讽刺意味的是环保力量越强大，大自然的污染情况却越严重，反映了“科技发展”的轨道远远抛离“道德责任”，经济增长只造就盲目冲刺，尤其是产业界与部分科学家，把“毒素”焦点仅放在单一毒物、剂量决定的方面，同时又只考虑到密集接触、急性中毒与癌性变化的层面，并且只针对成人，而忽略了对婴幼儿及胎儿的长远影响（儿童与幼儿绝对不是“迷你”大人），这种传统毒物学的观念，实际上未能真正掀开 POPs 及 EDC 的深层害处。

近年来，新一代对环境毒素的思考方向，已经转向多重毒素的效应、没有所谓最低安全剂量、对胚胎发育的影响(导致下一代病变)、持续“生物累积”的后果、改变“基因表现”带来的冲击等，所有这些问题其实才是 POPs 及 EDC 的可怕之处。

1996 年，“世界自然基金会”的 Dr.Theo Colborn 与另外两位生态学者，根据多年来在热带雨林、海洋水域、工业地区以及北极等地的研究及观察，发表了《被窃走的未来》一书，更清楚地描述“环境毒素”危害全球生命的实际状况。揭露了半个世纪以来各种野生动物、人类以及生态系统遭受化学物质严峻威胁的后果，显示了这些化学物（POPs 及 EDC）不但可致癌、破坏生殖及免疫系统，更可改变性征、心智行为及神经系统的发展，产生新一代的疾病形态。

事实上，经由模仿荷尔蒙的作用，EDC把人类的“内置”化学信息重新改写，改变了体内细胞组织既有的功能，造成所谓“功能失调”而非直接器官结构病变，例如学习障碍、发育异常、解毒力差、生育能力下降、抗压能力不足、认知功能衰退等。不过，出现这种功能性、退化性毛病，甚至发生癌症或神经病变，对个人来说，固然是不幸，但与整个“生态图像”来比，EDC最终侵蚀人类未来的潜能，干扰后代的发展，危害地球上所有生命体，破坏历经数十亿年才进化出来的生物系统，这些后果才真是滔天大祸、罪大恶极！

近年来，除了“退化性疾病”与“癌症”比率节节上升外，各种神经精神性毛病，像人格异常、暴力行为、多动、注意力不集中、自闭症等急剧增加；与荷尔蒙失常有关的毛病如子宫内膜异位、乳癌、不孕、早熟等不断上升；又如自体免疫疾病、支气管气喘等越来越普遍；病态大楼综合征、多发性化学过敏症、慢性疲劳综合征等的出现，所有这些“新兴”状况，“环境毒素”在当中扮演的角色，绝对不能忽视。但很遗憾，“主流医学”并未真正关注这方面的重要性，大部分“西医”对这些现象置若罔闻，仍然只是针对疾病后段的“症状”做处理。作为“无处躲藏”的当代人，“智者不惑”相信就是您唯一及最好的防御“绝活”了。

简单来说，《被窃走的未来》印证了《寂静的春天》之观察及预言：环境毒素，祸延后代！

至此，读者若能好好参考本书前述各章节，针对自己的状况，从饮食、生活、行为、观念与思维逐步改变，对健康的关怀，凡事采取“主动应对”，而非处于“被动反应”，则当您付出行动之日，就是“健康大翻身”之时了！

后 记 不要等到失去健康，才想到预防疾病

种种迹象显示，地球的生存环境与素质，正在急速向下沉沦。全球人口在极短的200年（现代人类历史约40000年）内剧增了6.5倍（地球存在约45亿年），有如急速暴涨的洪流，摧枯拉朽。为了应付巨幅人口膨胀的需求，从土地运用、地域开拓，到粮食生产、资源消耗等，人类不断让地球受到快速的侵蚀及剥削，以至于山河为之变色，生态惨遭蹂躏。而随着19世纪50年代“工业革命”的延续发展，人类的自私行为更进一步促使能源过度开发，造成环境污染严重，各类毒素弥漫，令我们周遭的“生物累积”负面效应更为明显。除此之外，直接威胁我们健康的关键因素，则是农业发展成为政经议题，使得食物来源从本质上被改变：饮食营养被具有庞大利益的食品制造业扭曲（全球食品业年产值高达3兆美元），并充斥着各种加工及冒牌食品，令千千万万人面临营养错误而毫不自知！

事实上，现在的65亿人口估计到本世纪中叶将会扩增为90–100亿，到时至少需要两倍以上的地球面积，才能维持现有的人类生活方式。过去150年间，随着巨幅人口的增加，危害健康的自然现象，随处可见：大气层的“二氧化

碳”浓度骤升了30%，毒性“氮”化物不断增加，“汞”的散播更是达到地球史上的高峰，大量动植物及鱼类濒临绝种，而超过一半以上的“珊瑚礁”更处于奄奄一息的状态……。

从进化史观察，地球正处于6000万年才一次的“物种大灭绝”年代。也许有人会觉得这是杞人忧天的说法，但站在你我的后代子孙立场来展望人类史的未来，生态保护行动确是迫在眉睫。各种新疾病形态不断涌现，例如新兴病毒的窜起，沉寂已久的传染病再度冒出；史无前例的心智毛病暴增，像全美就有1200万儿童深受各种残障发育影响，包括学习障碍、注意力不集中、多动、自闭、暴力行为等；而忧郁症、焦虑症变成当代流行病也属空前；其他各种慢性病、癌症等所谓“文明病”更是横行肆虐。

现实显示，要在这病态年代中“活”得自在，生活上确实需要增加生态修为，学习回归自然。只是很不幸，在这个“伪善”的年代，制造疾病的机会实在太普遍了！因此更需要改变思维，争取正确的健康知识，加强自我防御能力。事实上，上述各类新型疾病都离不开饮食错误、营养不足、环境异常和生活乖张等元素，但遗憾的是，这些全都不是“主流医学”真正关心的议题！

另一方面，现行的医疗，实质上已变成一种非常奇特的牟利产业，医疗机制的歪变，使参与者从原来极为单纯的医病两方，辗转之间变成层层关卡、医生逐渐沦为配角的乖异产业。“悬壶济世”的优良医界传统，变得处处商业化，法规、预算、保险等业务反而凌驾于医疗专业之上。所有医疗方针，无论是政府还是民间，无论是当作社会福利、民生议题还是个人事业，皆着重在企业管理及效益经营上，尽管说是服务行业，却处处显露出重点不在您的“健康分数”，而是机构的“业绩数字”，加上“保险产业”的主控，不管是全民保健还是一般保险，其实都只是一个“转账系统”。为了配合法规，医疗界花在纸上作业的时间，往往远超过与病人的沟通了解；病患轮候时间，更是与接受诊疗的时间不成比例。

这种荒谬现象固然是有其原因，有前述人口激增的挤压、医疗资源的限制、政经因素使然，及受到“保险制度”的掣肘等，这些确实给医疗造成很大的干扰。可是回头来看现代的医疗模式，主流医学一直只把焦点放在“疾病”而非“健康”上，困惑于唯有药物的迷思，缺乏“生物整体观念”；只有“被动治疗”的态度，而没有真正“主动预防”的思维。由于思考逻辑是“消灭疾病”而不是“建立健康”，所花的时间自然是要速战速决，针对“当前”主诉诊断，依标准作业守则，解决即时病情，当然就谈不上“个人化”的考量，“头痛医头、脚痛医脚”就难免不成为常态而遭诟病。毕竟，所谓“健康照护”只是徒具其名，实则乃“疾病治疗”！

1998年，哈佛大学荣誉心脏科教授，也是诺贝尔得主的Dr. Lown非常感慨地说：“……我带着一颗无比沉重的心，眼看企业化浪潮正在逐渐摧毁医学专业……。”他语重心长地发出呼吁，希望医疗界，尤其是年轻一辈，能重拾行医者的承诺。医疗药物化、企业化、保险化发展至此，是民众健康之福，还是相关产业之利？医疗的未来方向，是政府各类新型疾病都离不开饮食错误、营养不足、环境异常和生活乖张等元素，全都不是“主流医学”真正关心的！

政策需要修正、医疗界需要检讨负责，还是民众必须有所觉醒？回头看看这病态年代，当大众频频注视医院内的所谓“白色巨塔”，社会上却处处暗藏危害健康的“无色巨塔”。相比之下，差距又何止以千里计，想想，可真是夫复何言！

读者至此，应该深切体会，健康绝是对掌握在自我手中的，需要悉心经营照顾，保持自觉。唯一的条件是要不断吸收正确新知，保持追求健康知识的好奇心，同时付诸实践，毕竟，“我不是我的身体，我是住在我的身体里！”